Régime anti-inflammatoire et FODMAP

Comment guérir votre corps grâce à un mode de vie sain, vaincre les symptômes de l'inflammation et perdre du poids rapidement.

Déborah Cohen

Avis de non-responsabilité

Veuillez noter que les informations contenues dans ce livre sont uniquement destinées à des fins éducatives et de divertissement. Tous les efforts ont été faits pour présenter des informations précises, actuelles, fiables et complètes. Aucune garantie de quelque nature que ce soit n'est donnée ou impliquée. Les lecteurs reconnaissent que l'auteur n'a pas pour mission de fournir des conseils juridiques, financiers, médicaux ou professionnels.

Index

Introduction 11

Chapitre 1 : Qu'est-ce que le régime anti-inflammatoire ? 15

Avantages de ce type de régime 23

Qui peut suivre ce régime ? 28

Chapitre 2 : L'inflammation dans le corps et ses conséquences

.... 31

Qu'est-ce que l'inflammation chronique ? 31

Pourquoi suis-je gonflé ? Comment ce problème s'est-il

manifesté ? 36

Maladies graves et incurables pouvant résulter d'une

inflammation chronique (syndrome du côlon irritable,

intestin irritable, maladie de Crohn, ballonnement

abdominal, constipation). 39

Ce que vous devez faire pour résoudre ce problème 48

Chapitre 3 : Quel est le meilleur moment pour commencer le

régime anti-inflammatoire ? 50

Régime pauvre en FODMAP 50

Comment fonctionne ce régime ? 52

Qui devrait l'essayer ? 54

Avantages du régime pauvre en FODMAP 57

À qui s'adresse ce type de régime ? 58

Étapes à suivre pour suivre un régime pauvre en FODMAP 60

Trois choses à faire avant de commencer 62

Les végétariens et le régime pauvre en FODMAP 66

Voici ce que vous devez savoir sur ce qu'est un régime

pauvre en FODMAP 68

Chapitre 4 : Les aliments à éviter dans ce type de régime 73

Viande rouge 86

Aliments gras transformés 86

Chapitre 5 : Les aliments à inclure dans le régime anti-

inflammatoire 91

Épinards 92

Poisson 93

Noix 93

Safran 94

Brocoli 94

Agrumes et vitamine C 95

Cerises 95

Contrôle de la protéine C-réactive 96

Ail 97

Haricots 97

Betterave rouge 98

Myrtilles 99

Huile de noix de coco 99

Saumon 99

Graines de lin 100

Curcuma 100

Gingembre 101

Ananas 101

Chapitre 6 : Plan de régime anti-inflammatoire pour la vie quotidienne **103**

    Liste de courses.. 104

    Comment se préparer mentalement à faire les courses ?. 113

Chapitre 7 : Les compléments alimentaires et leur utilisation **117**

    Ail 120

    Coenzyme Q10.. 121

    Sulfate de chondroïtine. 122

    Enzymes digestives 123

    Echinacea. 124

    Ginseng 124

    Gingko biloba 127

    Glucosamine 128

    Probiotiques.. 128

    Millepertuis. 130

Chapitre 8 : Comment préparer les aliments en préservant au mieux leurs propriétés ? **135**

    Lavez les légumes avant de les stocker.. 140

    Utilisez des sacs ou des récipients pour stocker et séparer les aliments. 141

    Sac à vide 141

    Congelez le poisson et la viande que vous ne consommerez pas immédiatement. 142

    Ne remplissez pas le réfrigérateur 142

    Lavez le poisson et assaisonnez-le de sel et de poivre 142

Conservez toujours la viande et le poisson dans la partie inférieure du réfrigérateur.................................. 143

Plats pré-cuits 143

Mise en conserve 143

Apprenez ce qui peut et ne peut pas être conservé dans le réfrigérateur. 144

Chapitre 9 : Comment se rétablir lorsque l'on s'écarte du droit chemin 145

Comprendre la prise de poids.............................. 150

Des façons de passer votre journée de triche................... 152

Faites plus d'exercice 152

Buvez plus d'eau 153

Manger plus de protéines..................................... 154

Détoxification... 155

N'abandonnez pas.. 155

Chapitre 10 : Erreurs courantes lors de l'application du régime anti-inflammatoire 157

Utiliser un régime d'élimination permanente (FODMAP).. 159

Consommez des glucides raffinés biologiques, sans gluten et végétaliens. 161

Adopter une mentalité de régime 162

Ne démarrez pas quand c'est............................... 162

Croire que les aliments anti-inflammatoires annulent les aliments inflammatoires. 163

Les mythes du régime anti-inflammatoire que vous devez connaître 163

Chapitre 11 : Activités complémentaires que vous pouvez faire en parallèle de votre régime alimentaire............................**171**

Compléments alimentaires... 171

Les grands auxiliaires de l'esprit 172

Accélère le métabolisme.. 172

Un cadeau spécial pour toi!..**181**

Conclusion **182**

Conseils pour un régime anti-inflammatoire 189

Page des ressources **192**

Introduction

L e régime anti-inflammatoire est, depuis longtemps un mode de nutrition très populaire. C'est en effet, l'un des régimes les plus sains et certainement le plus simple à maintenir dans votre quotidien. Cette méthode consiste à adopter une routine d'aliments qui réduisent les inflammations chroniques dans l'organisme. Il ne s'agit donc pas d'un régime visant à prendre ou à perdre du poids, mais plutôt d'un objectif sain à plus long terme.

L'inflammation chronique, si elle n'est pas traitée, peut entraîner un dysfonctionnement à part entière, laissant place à des maladies telles que certains cancers, le diabète, la fibromyalgie, l'ostéoporose ou les maladies cardiaques.

Les aliments dits anti-inflammatoires doivent faire partie d'un régime basé sur les principes suivants : consommer des aliments à caractère anti-inflammatoire, en réduisant autant que possible les aliments qui favorisent l'inflammation dans l'organisme.

Une alimentation de ce type est essentielle pour enrayer les maladies comportant des éléments inflammatoires sous-jacents, telles que celles mentionnées ci-dessus. L'inflammation est un processus naturel, dans lequel le système immunitaire réagit en signalant que quelque chose ne va pas. Si ce signal d'alarme n'est pas pris en compte, la santé se détériore.

Comment l'inflammation est-elle générée ?

L'inflammation est une réponse du système immunitaire à une infection par des micro-organismes tels que des virus, des bactéries, des parasites ou des poisons, ou à une blessure résultant de la chaleur, un traumatisme ou des radiations. C'est un processus nécessaire pour que la cause de la blessure soit éliminée et que la guérison puisse commencer.

Le processus peut se produire dans diverses parties du corps et peut être chronique ou aigu. Lorsque l'inflammation est liée à l'alimentation, on utilise souvent le terme d'inflammation silencieuse, qui est causée par un comportement nutritionnel inadéquat. Le surpoids, le stress et la sédentarité, en sont les causes les plus communes. Toutes ces situations finissent par altérer le système endocrinien et le métabolisme en général. La nourriture est le meilleur médicament que l'on puisse alors trouver.

Le but de cet ouvrage est de vous apprendre à mieux manger et à adopter le régime anti-inflammatoire comme mode de vie. Les aliments anti-inflammatoires sont ceux qui ont le pouvoir d'agir contre l'inflammation. Ils sont généralement riches en antioxydants, en fibres et en acides gras oméga-3. Ils constituent la base de toute alimentation saine et équilibrée, il n'est donc pas surprenant qu'il existe une multitude de fruits et de légumes qu'il est conseillé de consommer avec cette méthode.

Parmi les fruits, les agrumes, tels que le pamplemousse, l'orange, le citron par exemple, qui contiennent beaucoup de vitamine C et qui aident à prévenir l'arthrite inflammatoire et les douleurs articulaires, doivent être mis en avant pour leur pouvoir anti-inflammatoire. Les cerises sont citées pour leur capacité à vous aider à faire face à l'arthrose. Les anthocyanines présentes dans les fruits ont un puissant effet anti-inflammatoire. Les anthocyanes sont des pigments qui peuvent donner aux fruits des couleurs violettes et rouges comme les framboises, les fraises, les myrtilles ou les mûres. Ces options sont également idéales pour un petit-déjeuner anti-inflammatoire. L'avocat vous aide à contrôler votre taux de cholestérol et à prévenir les problèmes aux artères grâce à sa teneur élevée en vitamine E, B6 et en acides gras monoinsaturés. Pour finir avec les fruits, n'oubliez pas la tomate, qui est riche en lycopène, un grand agent antioxydant aux propriétés anti-inflammatoires. Les légumes aux propriétés anti-inflammatoires comprennent les piments et les poivrons qui sont riches en agents antioxydants, les épinards, qui réduisent également l'inflammation, la douleur et ralentissent la progression de l'arthrose. Le brocoli est un autre produit du jardin qui devrait faire partie d'un régime anti-inflammatoire. Ce légume contient une molécule appelée sulforaphane, qui soulage les douleurs articulaires et permet de lutter contre les symptômes de la polyarthrite rhumatoïde. Avec lui, d'autres aliments qui font partie de la famille des crucifères, comme le radis, le chou-fleur et le chou frisé sont recommandés. Le plus important à retenir sur le régime anti-inflammatoire est qu'une alimentation basée sur des produits riches en nutriments et consommée de manière équilibrée est essentielle pour éviter les maladies chroniques. Dans ce livre, vous apprendrez ce qu'est le régime anti-inflammatoire ; comment vous lancer dans ce style d'alimentation ; les précautions à prendre ; les mythes qu'il existe autour ; les erreurs et les avantages. À la fin de cet ouvrage, vous aurez les connaissances nécessaires pour manger de manière responsable, réduire les inflammations et surtout, vous sentir mieux dans votre corps.

Chapitre 1 : Qu'est-ce que le régime anti-inflammatoire ?

Le régime anti-inflammatoire consiste à commencer à manger des aliments complets, riches en nutriments, qui réduisent l'inflammation dans l'organisme, c'est-à-dire des produits riches en fibres, en antioxydants et en oméga-3. Cela se traduit par une alimentation riche en légumes, fruits entiers, céréales complètes, légumineuses et poissons gras aussi peu transformés que possible.

Avant de comprendre pleinement pourquoi un régime anti-inflammatoire peut fonctionner pour vous et pourquoi c'est l'un des régimes les plus populaire de nos jours, il est utile de comprendre ce qu'est l'inflammation. Lorsque vous entendez inflammation, vous pensez peut-être immédiatement au gonflement ou à la rougeur qui surviennent lorsque vous vous cognez le petit orteil. Ce sont là deux signes extérieurs d'inflammation, mais elle peut se traduire par bien d'autres symptômes.

L'inflammation est une réponse immunitaire naturelle de l'organisme. Lorsque le corps combat une infection ou une blessure, il envoie des cellules inflammatoires à la rescousse. Cela se traduit par un gonflement, une rougeur et parfois une douleur. C'est normal et cela fait partie de la réponse naturelle de notre corps.

Tant que le corps garde le contrôle, c'est tout ce qu'il y a à faire. Les choses changent lorsque l'inflammation persiste et ne disparaît jamais complètement. Cette inflammation, qui devient alors chronique signifie que votre organisme est toujours en état d'alerte et peut entraîner des problèmes de santé majeurs, tels que les maladies cardiaques, le diabète, la maladie d'Alzheimer et le cancer.

Heureusement, vous pouvez en quelque sorte contrôler vos niveaux d'inflammation. Des facteurs tels que le tabagisme, le surpoids, l'obésité et la consommation excessive d'alcool peuvent grandement augmenter le risque d'inflammation. Le régime alimentaire joue également un rôle important et certains experts affirment que si vous ajustez les aliments et les boissons que vous consommez, cela peut être un meilleur moyen de réduire les niveaux d'inflammation que si vous vous fiez aux médicaments uniquement. Il peut également être judicieux de ne prendre des analgésiques chroniques qu'en cas de nécessité, car nombre d'entre eux ont des effets secondaires désagréables, tels que la confusion, la somnolence et la perte de mémoire.

Comment fonctionne le régime anti-inflammatoire ?

Il n'existe pas de plan de repas officiel indiquant exactement ce qu'il faut manger, en quelle quantité et quand. Au lieu de cela, un régime anti-inflammatoire consiste à remplir votre alimentation d'aliments dont il a été démontré qu'ils combattent l'inflammation et, tout aussi important, à éliminer les aliments dont il a été démontré qu'ils y contribuent. Dans cet article, je vais vous aider à reprendre le contrôle de votre alimentation.

Le régime anti-inflammatoire doit être considéré comme un mode de vie plutôt que comme un régime. C'est un plan alimentaire qui vise à minimiser ou à réduire les inflammations faibles dans le corps.

Idéalement, il faudrait manger huit à neuf portions de fruits et légumes par jour, limiter les produits laitiers, la viande rouge, les glucides complexes et éviter les aliments transformés.

Au cours du livre, je vous parlerai de la consommation de glucides, et je commencerais par vous exposer la différence entre les bons et les mauvais glucides.

Au lieu des acides gras oméga-6 contenus dans l'huile de maïs, l'huile végétale, la mayonnaise, les sauces à salade et de nombreux aliments transformés, vous devriez choisir des aliments riches en acides gras oméga-3, comme les anchois, le saumon, le flétan et les moules.

C'est une très bonne chose si vous basez déjà votre alimentation sur ce principe, car de nombreux aliments qui sont habituellement consommés peuvent déclencher une inflammation et ne sont en aucun cas sains. Il peut être bénéfique de limiter ou d'éliminer le sucre et les aliments hautement transformés et de choisir des graisses insaturées, des légumes, des fruits, des noix, des graines et des protéines maigres.

Un régime anti-inflammatoire peut être particulièrement utile pour les personnes souffrant de problèmes de santé qui contribuent à une inflammation chronique. Les athlètes et les personnes qui font de l'exercice à haute intensité et qui veulent réduire l'inflammation initiale peuvent également y trouver leur compte.

De nombreuses recherches montrent à quel point l'inflammation est néfaste. En fait, les maladies inflammatoires chroniques sont la cause la plus importante de décès dans le monde, selon une étude de Michels da Silva D, Langer H, Graf T. *Inflammatory and molecular pathways in heart failure-ischemia.* Ces modes de nutritions qui ne sont pas sains ont été associés à un risque accru de cancer colorectal notamment, car les personnes qui consomment ces aliments, comme la viande rouge en excès et les glucides raffinés, ont deux fois plus de risques de développer un cancer. Selon une étude de juin 2019 publiée dans Nutrients, le régime pro-inflammatoire peut augmenter le risque de mortalité globale de 23%, et la même information est retranscrite dans une étude de Clinical Nutrition.

D'autres études ont examiné l'effet d'un régime alimentaire composé d'aliments anti-inflammatoires sur certains problèmes de santé. Par exemple, un article publié dans Frontier in Nutrition montre que le choix d'aliments anti-inflammatoires peut contribuer à réduire des problèmes tels que la polyarthrite rhumatoïde. Les auteurs parlent en particulier de la réduction de l'inflammation en passant par l'alimentation, par exemple en adoptant un régime végétalien ou végétarien, qui peut contribuer à ralentir la progression de la maladie. Vous réduisez alors les dommages causés aux articulations et réduisez potentiellement la dépendance aux médicaments contre la polyarthrite rhumatoïde, lorsqu'ils sont utilisés comme traitement d'appoint. Une autre petite étude prospective, publiée dans Integrative Cancer Therapies en mai 2019, a révélé que lorsque les personnes atteintes de polypose adénomateuse familiale (cancer du côlon et du rectum, appelé cancer colorectal) suivaient un régime pauvre en aliments qui favorisent l'inflammation, elles signalaient moins de problèmes gastro-intestinaux et une meilleure forme physique générale. Une étude de cohorte prospective portant sur plus de 68 000 adultes suédois, publiée dans le numéro de septembre 2018 du Journal of Internal Medicine, a révélé qu'un régime anti-inflammatoire entrainerait une baisse de 13% des risques de décès par cancer.

Les chercheurs ont constaté que les personnes qui fumaient et suivaient un régime anti-inflammatoire avaient une baisse de 31 % des risques de mourir de quelque cause que ce soit, de 36 % de mourir d'une maladie cardiaque et de 22 % de mourir d'un cancer. Le tabagisme est associé à une habitude qui entraîne également des problèmes de santé. Le régime ne vous mettra pas à l'abri de la maladie, mais l'étude suggère qu'il peut en atténuer les effets. Toutefois, nous vous recommandons de ne pas fumer.

Il a également été constaté que les aliments anti-inflammatoires peuvent être utiles à ces égards :

- Récupération après un entraînement sportif.
- Prise en charge de la douleur associée au vieillissement.
- Prendre soin de votre cœur.
- Améliorer la qualité de vie des personnes atteintes de la sclérose en plaques.

Une étude menée par des chercheurs de l'Université autonome de Madrid, de CIBERESP et d'IMDEA, a démontré que ce régime est associé à une moindre incidence de la douleur chez les personnes âgées de plus de 60 ans. Les résultats ont été publiés dans The Journals of Gerontology. L'étude a porté sur 819 personnes âgées vivant en Espagne.

Bien que quelque 1,5 milliard de personnes dans le monde souffrent régulièrement de la douleur, un chiffre déjà dépassé car il ne cesse d'augmenter, on ne prend pas les mesures qui s'imposent.

Le sport est connu pour aider à prévenir la douleur, et des outils tels que des semelles de chaussures, des ceintures lombaires ou des meubles ergonomiques sont utiles, mais ce qui est vraiment bénéfique, c'est l'alimentation - les nutriments et les composés bioactifs qui peuvent réguler l'inflammation dans votre corps.

Une étude récemment publiée dans le Journal of Gerontology : Series A, menée par des chercheurs de l'Université autonome de Madrid (UAM), du CIBERESP et de l'Institut IMDEA-Food, confirme désormais qu'un régime alimentaire présentant une probabilité moindre d'inflammation serait également associé à une morbidité moindre pour les personnes de plus de 60 ans.

Étant donné que l'inflammation est associée à la douleur, les auteurs de l'étude ont fait le commentaire suivant : "Il serait intéressant de voir si le fait de suivre un régime alimentaire présentant une probabilité moindre d'inflammation était associé à une réduction de la douleur".

Pour vérifier cette hypothèse, les chercheurs ont utilisé les données de la cohorte ENRICA-Seniors-1, faite sur 819 personnes âgées de 60 ans et plus dans toute l'Espagne, pour voir si l'adoption d'un régime anti-inflammatoire pendant trois ans était associée à une réduction de l'incidence de la douleur chronique.

Selon les auteurs, "cette façon d'analyser les données n'est pas fortuite, car elle permet d'étudier si l'adoption de meilleures habitudes à un âge avancé a un effet sur la douleur, c'est-à-dire de voir s'il n'est jamais trop tard pour changer".

Mais comment mesurer le potentiel inflammatoire d'un régime alimentaire ? Il existe plusieurs modèles de régime anti-inflammatoire, mais presque tous s'accordent à dire qu'il est riche en fibres, en vitamines, en minéraux et en graisses oméga-3, et pauvre en graisses saturées et transformées.

En ce qui concerne l'alimentation, il semble clair que le thé, le café, les légumes (notamment l'ail et les oignons) ont une activité anti-inflammatoire, contrairement aux boissons gazeuses, aux viandes rouges et transformées ou aux céréales raffinées.

Après avoir analysé les données, les chercheurs ont constaté que l'adoption d'un régime moins inflammatoire réduisait le risque de douleur modérée de 37 % sur trois ans et le risque de douleur sévère jusqu'à 45 % sur les trois années suivantes.

"Étonnamment, cette association était la meilleure avec la douleur invalidante, l'une des plus pertinentes sur le plan clinique car elle rend les activités quotidiennes moins difficiles ou stimulantes", ont noté les chercheurs.

Il est intéressant de noter que les avantages d'un régime anti-inflammatoire pour la douleur n'ont été observés que chez les personnes moins actives physiquement. Il est clair qu'une alimentation saine et une activité physique régulière peuvent toutes deux réduire l'inflammation dans l'organisme. Les personnes moins actives devront peut-être faire plus attention à leur alimentation pour éviter les problèmes de santé, tandis que les personnes plus actives pourront peut-être être moins strictes par rapport à cela.

Avantages de ce type de régime

Il a été démontré que le fait de suivre un régime anti-inflammatoire aide les personnes qui ont :

- Des troubles auto-immuns.
- Des problèmes cardiaques.
- Un cancer, notamment le cancer du sein et le cancer colorectal.
- La maladie d'Alzheimer
- Le diabète.
- Une maladie pulmonaire.
- L'épilepsie.

Voici également d'autres avantages :

Suivre un régime anti-inflammatoire signifie moins de risque de décès précoce, quelle qu'en soit la cause, y compris le cancer et les maladies cardiaques, ce qui prolonge la vie, notamment chez les fumeurs.

C'est ce que révèle une étude convaincante réalisée par le département de médecine environnementale de l'Institut Karolinska en Suède et qui vient d'être publiée dans le Journal of Internal Medicine.

L'étude a porté sur plus de 68 000 hommes et femmes suédois âgés de 45 à 83 ans qui ont été suivis pendant pas moins de 16 ans. Leurs régimes alimentaires ont été soigneusement analysés pour déterminer leur adhésion au régime anti-inflammatoire selon les paramètres établis.

Ils en ont conclu que ceux qui avaient tenu leurs promesses avaient un risque de décès par maladie cardiovasculaire inférieur de 20 %, un risque de décès par cancer inférieur de 13 % et un risque de décès global inférieur de 18 %. Il est intéressant de noter que les plus grands bénéficiaires de ce régime étaient les fumeurs, car dans les trois cas qu'ils ont analysés, la réduction du risque de décès était encore plus importante, avec une diminution de 36 % du risque de décès dû à des problèmes cardiovasculaires et de 22 % du risque de cancer. Le risque global a été réduit de 31 %.

La recherche a également montré que même une adhésion partielle à un régime anti-inflammatoire présente de nombreux avantages. L'inflammation, comme je l'ai déjà dit, est un signal qui indique que votre corps vous dit que quelque chose ne va pas, une indication que vous n'êtes pas en bonne santé, que vous devriez et que le système immunitaire se défend. De nombreuses études ont confirmé le lien entre l'inflammation et le risque de maladies, qu'il s'agisse de maladies cardiaques, de diabète de type 2, de polyarthrite rhumatoïde, de problèmes de pression artérielle, de cancer, etc., qui peuvent toutes être contrôlées par un régime alimentaire.

Comme le souligne le Dr Frank Hu, professeur au département de nutrition de Harvard, « certains aliments associés à un risque accru de maladies chroniques sont également associés à une inflammation. Cela n'est pas surprenant, car l'inflammation est un mécanisme sous-jacent important pour le développement de ces maladies. »

Alors quel est ce régime qui promet tant ? Un régime anti-inflammatoire nous permet de purifier et d'éliminer les substances qui doivent être éliminées pour rester en bonne santé.

Que doit-on manger si l'on veut suivre ce régime ? Il est important de manger des fruits, des légumes et principalement des légumes verts, en essayant toujours de les garder aussi frais que possible. Encouragez également la consommation de protéines végétales, comme les haricots, ou si elles sont animales, de préférence du poisson. L'objectif principal de ce régime est que le corps doit éliminer, le plus rapidement possible et sans passer trop de temps dans notre organisme les aliments dont il n'a pas besoin.

Il ne s'agit donc pas d'un plan de perte de poids ou d'un plan à court terme, mais d'une façon de manger sainement. Les aliments propres et riches en fibres, comme les agrumes ou le son d'avoine, joueront également un rôle important dans ce régime.

La vérité est que nous mangeons beaucoup de choses dont nous n'avons pas besoin.

De l'autre côté de la balance, quels produits devrions-nous expulser de nos garde-manger ? Les experts en nutrition sont clairs : toutes ces choses qui vous font gonfler. Souvent, parce que nous sommes pressés et que nous essayons de nous faciliter la vie, nous mangeons plus que ce dont nous avons besoin. Ça concerne surtout les graisses saturées, le sucre et les graisses raffinées. En plus de cela, nous mangeons généralement trop de sel. En mangeant ainsi, on accumule les toxines, on ne va pas aux toilettes tous les jours, on gonfle.

Une bonne alternative à l'abus de sel est d'utiliser des saveurs naturelles, des épices (le curcuma a des propriétés anti-inflammatoires prouvées). Si nous utilisons du sel, il s'agit de sel marin, et non de chlorure de sodium chimique. Dans le cas du sel marin, le processus suivi consiste simplement à extraire l'eau de l'eau de mer. Et ce sel vous permet de conserver moins de sodium et d'être plus sain. Il est également important de réduire la viande rouge, car elle n'est pas digeste et peut provoquer des gonflements et une rétention d'eau.

En ce qui concerne les boissons, méfiez-vous des boissons gazeuses et sucrées, ainsi que de l'alcool. Une étude de Harvard a établi un lien entre la consommation régulière de boissons gazeuses sucrées et un risque accru de maladies cardiovasculaires. En ce qui concerne les boissons alcoolisées, elles peuvent accroître le risque de mortalité car elles vous font produire plus d'acide dans votre estomac, ce qui vous rend également ballonné. Il y a une exception, le vin. Je recommande de boire un verre de vin par jour car il est anti-inflammatoire et anticancérigène, et il vous purifie.

Ce régime anti-inflammatoire a donc beaucoup de points communs avec le régime méditerranéen (manger beaucoup de fruits et légumes frais, de poisson, de légumineuses...). Mais, ils ne sont pas identiques car le régime inflammatoire propose plus d'aliments antioxydants. Dans la région méditerranéenne, il faut faire attention aux huiles, même l'huile d'olive, qu'il ne faut pas consommer à la légère. Vous pouvez l'utiliser cru (et vous n'avez jamais besoin d'en utiliser beaucoup), mais beaucoup de gens l'utilisent aussi pour la friture, ce qui par contre, peut être néfaste. L'huile d'olive n'est donc pas aussi bénéfique que les gens le pensent.

Le régime anti-inflammatoire présente-t-il des inconvénients ?

Non. Il n'y a pas d'inconvénients majeurs associés au régime anti-inflammatoire, bien qu'il puisse y avoir une courbe d'apprentissage pour bien se familiariser avec les aliments qui combattent l'inflammation et ceux à éviter.

Une fois que vous aurez commencé à manger de cette façon, vous vous sentirez probablement mieux dans l'ensemble. La plupart des personnes ressentent moins de ballonnements, moins d'inconfort et de douleurs gastro-intestinales. Vous remarquerez peut-être également que votre humeur s'améliore lorsque vous changez votre façon de manger.

Cependant, vous ne devez pas vous attendre à constater des changements immédiats dans votre état de santé. Il faut compter deux à trois semaines pour constater cet effet et probablement jusqu'à douze semaines avant de savoir si les résultats sont durables.

Qui peut suivre ce régime ?

Le régime anti-inflammatoire est une approche saine que vous pouvez adopter, que vous ayez ou non des problèmes d'inflammation chronique. C'est un mode de vie qui, en fin de compte, améliore votre santé, votre bien-être et votre qualité de vie globale. Tout le monde peut en bénéficier.

Il convient donc naturellement à toutes les personnes atteintes de maladies chroniques qui souhaitent améliorer leur mode de vie, comme l'hypertension, le diabète, les cardiopathies ischémiques, les maladies auto-immunes, l'arthrite, la démence et certains types de cancer.

Dans le prochain chapitre, je vous expliquerai ce qu'est l'inflammation et l'impact qu'elle a sur votre corps, ainsi que ses conséquences. Maintenant que vous savez ce qu'est ce type de régime anti-inflammatoire, ses avantages et certains des aliments que vous devez consommer, vous avez fait un premier pas pour en savoir plus sur ce qui se passe lorsque vous laissez votre corps s'enflammer.

Chapitre 2 : L'inflammation dans le corps et ses conséquences

Lorsque le corps active le système immunitaire, il envoie des cellules inflammatoires. Leur plan est d'attaquer la bactérie ou de guérir le tissu infecté. Si votre corps envoie des cellules inflammatoires alors qu'il n'est ni malade ni blessé, vous souffrez peut-être d'une inflammation chronique. C'est un symptôme de nombreuses maladies chroniques comme l'arthrite ou la maladie d'Alzheimer, mais c'est aussi un symptôme des troubles alimentaires qui se manifestent par les maladies dont je vais parler dans ce chapitre.

Qu'est-ce que l'inflammation chronique ?

Lorsque votre organisme rencontre des substances nocives (comme des virus, des bactéries ou des produits chimiques toxiques) ou qu'il est blessé, il active son système immunitaire. Votre système immunitaire envoie sa première réponse : des cellules inflammatoires et des cytokines (substances qui stimulent davantage de cellules inflammatoires).

Ces cellules déclenchent une réponse inflammatoire pour piéger les bactéries et autres substances nocives ou commencer à guérir le tissu blessé. Il peut en résulter des douleurs, des gonflements, des hématomes ou des rougeurs. Mais l'inflammation peut également affecter les systèmes corporels que vous ne pouvez pas voir.

Y a-t-il une différence entre une inflammation aiguë et une inflammation chronique ?

Il en existe deux types :

- **Inflammation aiguë :** réponse à un dommage corporel soudain, par exemple une coupure au doigt. Pour que la coupure guérisse, des cellules inflammatoires sont envoyées vers la plaie. Les cellules commencent alors la guérison.
- **Inflammation chronique :** le corps continue à envoyer des cellules inflammatoires même en l'absence de danger extérieur. Un exemple peut être la polyarthrite rhumatoïde, les cellules inflammatoires attaquant les articulations, provoquant une inflammation et causant des problèmes dans tout l'organisme.

Les symptômes d'une inflammation chronique peuvent être plus difficiles à détecter qu'une inflammation aiguë. Les signes d'inflammation peuvent être les suivants :

- Douleur dans l'abdomen.
- Gêne thoracique.

- Épuisement.
- Fièvre.
- Raideur des articulations.
- Aphtes buccaux.
- Éruptions cutanées.

Quelles sont les causes de ces problèmes d'inflammation ?

Les raisons les plus courantes de l'inflammation chronique sont les suivantes :

- Des troubles auto-immuns tels que le lupus, qui s'attaquent aux tissus sains.
- Une mauvaise alimentation qui expose l'organisme à des aliments de transformation contenant des produits chimiques ou difficiles à digérer.

Il y a notamment des modes de vie qui contribuent à l'inflammation de l'organisme. Vous pouvez développer une inflammation chronique si :

- Vous consommez beaucoup d'alcool.
- Vous avez un indice de masse corporelle (IMC) élevé qui se situe dans la fourchette de l'obésité, à moins que ce ne soit le résultat d'une forte musculature.
- Une mauvaise alimentation.

L'inflammation ne nécessite pas systématiquement un traitement. En cas d'inflammation aiguë, le repos, la glace et de bons soins de la plaie soulagent généralement l'inconfort en quelques jours. Mais vous pouvez améliorer votre régime alimentaire pour vous soulager.

Si vous souffrez d'une inflammation chronique et que vous allez chez le médecin, celui-ci pourrait vous recommander :

- Des suppléments alimentaires : vitamines telles que A, C, D, suppléments tels que Zinc, huile de poisson, vitamines. Épices aux propriétés anti-inflammatoires, comme le gingembre, l'ail, ou le curcuma.
- Des anti-inflammatoires non stéroïdiens : ils aident à réduire l'inflammation.
- De modifier votre régime alimentaire pour qu'il soit conforme au régime anti-inflammatoire.

Vous pouvez alors choisir de suivre un régime anti-inflammatoire. Certaines études ont montré que les personnes qui suivent un régime méditerranéen présentent des niveaux d'inflammation plus faibles dans leur organisme, comme je l'ai indiqué dans le chapitre précédent.

Vous pouvez choisir de consommer davantage d'aliments aux propriétés anti-inflammatoires, tels que :

- Les poissons gras comme le saumon, les sardines ou le maquereau.

- Les légumes verts à feuilles tels que le chou frisé et les épinards.
- L'huile d'olive.
- Les tomates.

Au travers de ce livre, dans les chapitres suivants, vous en saurez plus sur la façon de s'alimenter et sur ce qu'il faut éviter. Mais on peut affirmer sans risque de se tromper que manger trop de certains aliments peut provoquer une inflammation chronique, et que vous vous sentirez mieux si vous les évitez :

- Les aliments frits, notamment les nombreux fast-foods.
- Les saucisses contenant des nitrates, comme les hotdogs.
- Les huiles hautement raffinées et gras trans.
- Les glucides tels que le sucre, les pâtisseries ou le pain blanc.

Pour réduire le risque d'inflammation chronique, vous pouvez adopter des habitudes de vie saines :

- Atteindre et maintenir un bon poids.
- Que vous arrêtiez de fumer.
- Faire du sport environ cinq fois par semaine.
- Limitez la consommation d'alcool.
- Gérer le stress

Pourquoi suis-je gonflé ? Comment ce problème s'est-il manifesté ?

Vous vous posez probablement la question, mais comprendre pourquoi cela se produit peut être un défi. Selon une étude de l'Université de santé du Michigan, de nombreuses personnes sont sujettes à la sensation de ballonnement en fonction du type de régime alimentaire qu'elles suivent.

Les personnes souffrant de certaines conditions médicales telles que l'intolérance au lactose, la maladie cœliaque ou des troubles qui affectent la façon dont l'intestin transporte le contenu dans tout le corps, comme la gastroparésie, sont plus souvent sujettes aux excès de gaz.

Si vous ne présentez pas ces conditions, mais que l'inflammation persiste pendant plusieurs mois, vous pouvez souffrir de ce que l'on appelle une inflammation fonctionnelle. Ces troubles comprennent le syndrome du côlon irritable ou la constipation chronique idiopathique. Dans ces cas, les scanners sont généralement normaux, mais les ballonnements sont un symptôme majeur et récurrent qui affecte la vie quotidienne.

Ces cas de ballonnements ne sont pas dus à une production excessive de gaz, mais à la façon dont l'abdomen réagit aux gaz. Dans les cas de ballonnements, la majeur partie des cas est due à la mécanique du corps.

Les mouvements musculaires anormaux et l'inflammation qu'ils provoquent peuvent se produire parce que les nerfs de l'intestin et de la paroi de l'abdomen réagissent de manière excessive aux pressions normales à l'intérieur des intestins, ce que l'on appelle l'hypersensibilité viscérale.

Ainsi, même les petites quantités de gaz qui se produisent lors de la digestion naturelle peuvent provoquer une gêne et des ballonnements. Les experts conseillent souvent aux patients d'essayer d'abord d'identifier puis d'éliminer tout élément de leur régime alimentaire ou de leur mode de vie susceptible de provoquer des ballonnements ou, comme j'aime à le dire, ce qui fait gonfler votre ventre. Certains aliments, notamment ceux riches en fibres insolubles, comme les légumes crucifères, les lentilles et les haricots, sont les coupables les plus courants.

Parmi les autres déclencheurs courants, nous pouvons citer les boissons fermentées telles que la bière et le kombucha, l'édulcorant artificiel sucralose, les oignons et les fruits. Parfois, certains comportements, comme boire des boissons gazeuses, mâcher du chewing-gum ou fumer, augmentent la quantité d'air que vous avalez, ce qui accroît le risque d'inflammation.

En raison de la multiplicité des facteurs déclenchants, il peut être difficile, voire néfaste, pour vous d'expérimenter seul l'élimination des aliments problématiques.

Dans certains cas, pour s'attaquer à la cause sous-jacente de l'inflammation, il faut aller plus loin que des modifications du régime alimentaire et du mode de vie. Par exemple, les personnes souffrant de gastroparésie ou de constipation grave peuvent bénéficier d'un médicament appelé prucalopride, qui aide à vider l'estomac et à éliminer les déchets (les experts ne recommandent pas les interventions à domicile pour vider l'intestin, comme les lavages coliques, car ils peuvent provoquer des traumatismes ou des déchirures dans l'estomac).

La sensation d'aller à la selle de manière peu fréquente, de s'efforcer ou de ne pas "vider" complètement les intestins peut également contribuer à la sensation de ballonnement.

Maladies graves et incurables pouvant résulter d'une inflammation chronique (syndrome du côlon irritable, intestin irritable, maladie de Crohn, ballonnement abdominal, constipation).

Il y a un certain nombre de maladies graves qui proviennent de problèmes d'inflammation chronique, dans ce sous-chapitre je vais vous en parler plus en détail. Pour commencer, vous devez savoir quelles sont ces maladies qui augmentent le risque d'apparition des inflammations :

- Le cancer.
- Les maladies cardiaques.
- Le diabète de type 2.
- L'obésité.
- Asthme
- Démence et troubles cognitifs chez les personnes âgées.

L'inflammation fréquente de certains tissus comme le pancréas, le foie ou le côlon est un facteur de risque pour le développement de certains types de cancer. Selon les recherches de l'IDIBAPS, la manière dont l'inflammation peut conduire à la naissance de tumeurs a été identifiée.

Une étude publiée dans la revue Gut montre que la protéine appelée ZEB1 favorise la progression de l'inflammation vers le stade du cancer. Les premiers signataires de ce travail ont été Lidia Sánchez Moral et Oriol de Barrios, experts en cancer colorectal, et Marlies Cortés, experte en immunologie inflammatoire au sein du groupe Régulation transcriptionnelle de l'expression génétique de l'IDIBAPS.

Des recherches antérieures menées par le groupe ont démontré que les augmentations incontrôlées de la protéine ZEB1 contribuent au développement de différents types de tumeurs, mais que son rôle dans l'inflammation n'était pas clair. À l'aide d'échantillons provenant de patients atteints de colite ulcéreuse, une maladie inflammatoire du côlon et du rectum, et d'un modèle expérimental de souris, les chercheurs ont découvert que ZEB1 provoque une inflammation des cellules intestinales, ce qui favorise leur transformation ultérieure en cellules cancéreuses. "Les résultats suggèrent que ZEB1 joue un rôle dans les premiers stades du développement du cancer, en favorisant l'inflammation des tissus avant la formation de la tumeur", explique le Dr Oriol de Barrios.

Cette protéine inhibe les mécanismes d'autoréparation de l'organisme.

Des études ont montré qu'au cours d'une inflammation, ZEB1 favorise non seulement les dommages à l'ADN cellulaire, mais empêche également la réparation de ces dommages en inhibant une enzyme appelée MPG. "Notre corps est capable de réparer les dommages qui sont constamment causés à notre ADN. Cette étude montre que la protéine ZEB1 inhibe ces mécanismes d'autoréparation", explique Lidia Sánchez-Moral.

En réponse aux dommages causés à l'ADN, les cellules de notre propre système immunitaire réagissent en produisant des substances qui contribuent à augmenter l'inflammation. "Ce travail montre que les dommages à l'ADN causés par ZEB1 stimulent les macrophages, un type de cellule de notre système immunitaire, pour créer un environnement inflammatoire, créant ainsi un cercle vicieux entre inflammation et cancer", a déclaré le Dr Marlies Cortes.

Ces travaux mettent en lumière le rôle de la protéine ZEB1 dans l'inflammation qui se produit avant la tumorogénèse et peut avoir des implications thérapeutiques potentielles pour la colite ulcéreuse et d'autres maladies inflammatoires chroniques qui sont des facteurs de risque pour le développement de tumeurs (par exemple, la pancréatite ou l'hépatite chronique).

Des membres du département de gastro-entérologie et d'oncologie médicale de l'Hospital Clinico de Barcelona et des chercheurs de l'hôpital Gregorio Maranhón de Madrid, de l'hôpital Ramón Cajal et de l'Université de Louisville, aux États-Unis, ont également participé à cette étude.

L'inflammation et le cœur

Dans une étude réalisée par des cardiologues de Boston, un essai clinique a été fait sur plus de 10 000 patients âgés en moyenne de 61 ans, et qui proviennent de 39 pays différents, afin de déterminer si un médicament anti-inflammatoire pouvait réduire les risques de maladies cardiaques. Ils ont découvert que c'était possible, et ont constaté que le médicament canakinumab réduisait la mortalité due au cancer du poumon dans une proportion élevée et diminuait les déclarations d'arthrite et de goutte, qui sont toutes deux des affections liées à l'inflammation.

Selon l'école de médecine de l'Université Johns Hopkins à Baltimore, l'inflammation intervient dans la santé de chacun.

Lorsque le niveau d'inflammation augmente, le risque de maladie augmente également. Mais il peut être difficile de comprendre l'inflammation, car lorsque vous êtes malade, les niveaux d'inflammation augmentent naturellement, car votre corps combat la maladie. En d'autres termes, l'inflammation est à la fois bonne et mauvaise.

Parce qu'elle est si importante pour votre santé, l'AARP s'est entretenue avec certains des plus grands experts nationaux dans ce domaine, a examiné les dernières recherches et a créé ce guide pour comprendre et combattre l'inflammation.

Syndrome du côlon irritable

Les symptômes les plus courants sont les douleurs abdominales, qui sont liées à l'évacuation et aux modifications des selles. Elle peut se manifester par une diarrhée, une constipation ou les deux.

Les autres symptômes sont :

- Sensation de ne pas avoir fini de déféquer.
- Gonflement.
- Mucus blanchâtre dans les selles.

Les médecins ne sont pas certains des causes du syndrome du côlon irritable. Les experts estiment qu'il peut être causé par différents facteurs selon les différents groupes de personnes.

Les troubles gastro-intestinaux sont liés à des problèmes dans les interactions entre l'intestin et le cerveau et à la façon dont ils fonctionnent ensemble. Les experts pensent que ces problèmes peuvent affecter les fonctions de l'organisme et provoquer les symptômes du SCI. Chez les personnes atteintes du SCI, par exemple, les aliments peuvent passer dans le tube digestif trop lentement ou trop rapidement, ce qui entraîne des modifications des selles. Certaines personnes atteintes du syndrome peuvent présenter des douleurs ou une quantité anormale de gaz ou de selles dans l'intestin.

Certaines complications sont plus fréquentes chez les personnes atteintes de cette maladie et peuvent, selon les experts, être un facteur en favorisant le développement. Ces problèmes sont les suivants :

- Le stress ;
- Les troubles mentaux tels que l'anxiété, la dépression et les dérivés ;
- Les bactéries dans l'intestin ;
- Une mauvaise alimentation qui provoque une sensibilité à certains aliments et entraîne des symptômes digestifs.

L'intestin irritable

Le syndrome de l'intestin irritable est un trouble courant dont le gros intestin est la principale zone touchée. Les symptômes et les signes avant-coureurs comprennent les crampes, les douleurs abdominales, les gaz, les ballonnements, la constipation ou la diarrhée. Le syndrome du côlon irritable est une maladie chronique qui doit être prise en charge pendant longtemps.

Bien que les signes et les symptômes du syndrome du côlon irritable varient, ils durent généralement longtemps. Les plus courantes sont les suivantes :

- Crampes, douleurs ou ballonnements dans l'abdomen liés à la défécation.
- Modification de l'aspect des selles.
- Des variations dans la fréquence de vos visites aux toilettes.

Contractions musculaires dans l'intestin.

La paroi intestinale est tapissée de couches de muscles qui se contractent lorsque les aliments passent dans le tube digestif. Des contractions plus fortes et plus durables peuvent provoquer des gaz, des ballonnements et des diarrhées. Des contractions intestinales faibles peuvent ralentir le passage des aliments et provoquer des selles dures et sèches.

La nourriture.

On ne comprend pas entièrement comment les allergies ou intolérances alimentaires affectent le syndrome du côlon irritable. Les véritables allergies alimentaires provoquent rarement le syndrome du côlon irritable. Mais de nombreuses personnes ressentent des symptômes plus graves du SCI lorsqu'elles mangent ou boivent certains aliments ou boissons, comme le blé, les produits laitiers, les agrumes, les haricots, les choux, le lait et les boissons gazeuses.

La maladie de Crohn
Il s'agit d'une affection qui entraîne une inflammation du tube digestif.

- Elle concerne presque toujours l'extrémité inférieure de l'intestin grêle et l'endroit où commence le gros intestin.
- Elle peut également se produire dans d'autres zones du tube digestif, de la bouche à l'extrémité du rectum.

La cause exacte de la maladie de Crohn est inconnue. Elle survient lorsque le système immunitaire de l'organisme attaque par erreur et détruit des tissus sains (c'est une maladie auto-immune).

Elle conduit à un épaississement de la paroi intestinale lorsqu'une partie du tube digestif est encore enflée ou enflammée.

Les éléments qui peuvent jouer un rôle dans la maladie de Crohn sont les suivants :

- Les gènes et le contexte familial ;
- Les facteurs environnementaux ;
- Une tendance de l'organisme à réagir de manière excessive aux bactéries normales de l'intestin ;
- Le tabagisme ;
- Une mauvaise alimentation.

Gonflement abdominal

Cela se produit lorsque la zone du ventre est plus grande que prévu. Les ballonnements ou la distension abdominale sont souvent causés par une suralimentation plutôt que par une maladie grave. Le problème peut également être causé par :

- Un avalement de l'air, ce qui est une habitude nerveuse ;
- Une accumulation de liquide dans l'abdomen ;
- Du gaz dans l'intestin à cause d'une mauvaise alimentation ;

- Le syndrome du côlon irritable ;
- Une intolérance aux lactoses ;
- Une occlusion intestinale partielle.

Constipation

Si vous souffrez de constipation, cela peut inclure ces différents symptômes :

- Vous allez à la selle moins de trois fois par semaine ;
- Vos selles sont dures, grumeleuses ou sèches ;
- Vous avez des douleurs pour évacuer les selles ;
- Vous avez le sentiment que l'évacuation n'était pas complète.

La constipation peut survenir pour de nombreuses raisons et peut avoir plusieurs causes à la fois. Les causes peuvent être les suivantes :

- Un mouvement lent des matières fécales dans le côlon ;
- Un retard dans la vidange du côlon en raison de problèmes du plancher pelvien ;
- Un trouble fonctionnel du tractus gastro-intestinal tel que le syndrome du côlon irritable ;
- Un régime alimentaire pauvre en fibres qui vous fait avoir de mauvaises selles.

Ce que vous devez faire pour résoudre ce problème

Imaginez que vous êtes sur un ring de combat, vous avez votre adversaire en face de vous, dès que l'autre entre, vous devez réagir et commencer à vous battre férocement. C'est une bataille, bien sûr, vous laissez plusieurs cicatrices visibles sur vous, mais votre corps y est déjà préparé.

Que se passe-t-il si l'ennemi décide soudainement de battre en retraite au milieu du combat ? La meilleure chose à faire est de s'arrêter et de se reposer jusqu'au prochain combat, car continuer à frapper inutilement ne fera que vous épuiser et vous laisser endolori.

C'est ce qui arrive au système immunitaire d'une personne lorsqu'il reconnaît un agent étranger, une bactérie, un microbe, ou encore du pollen. Le corps se défend, ce qui entraîne un processus conséquent appelé inflammation. Ces espaces de défense et d'inflammation protègent en fait le corps et la santé, lorsqu'ils ne sont pas permanents. L'affaire se complique lorsque la réaction inflammatoire persiste dans le temps, même en l'absence d'agents extérieurs contre lesquels se défendre.

Les aliments que vous devriez alors préférer :

- Fruits, par exemple myrtilles, raisins, cerises, ananas, pommes, pêches.

- Les légumes tels que le chou frisé, le brocoli, les oignons, les épinards, les carottes, qui sont d'excellents antioxydants, les vitamines A, K et C, les minéraux tels que le zinc, le magnésium et le phosphore.
- Les céréales et les tubercules, comme les pommes de terre violettes ou bleues, les pommes de terre jaunes, le maïs violet, le riz brun, les flocons d'avoine et d'autres céréales non raffinées qui ont tendance à être riches en fibres ;
- Les aliments sources d'oméga-3 ou d'oméga-9, tels que l'huile de lin, l'huile d'olive, les graines de chia, les noix, l'avocat, les amandes, les cacahuètes, sont également essentiels dans une alimentation équilibrée.

Plus loin, je vous indiquerai les aliments à consommer et ceux à éviter, ainsi que des conseils diététiques généraux. Dans le prochain chapitre, je vous parlerai également plus en détail du régime anti-inflammatoire et du régime pauvre en FODMAP. Maintenant que vous savez à quel point il est problématique de laisser votre corps s'enflammer et toutes les conséquences graves qu'entraîne le fait de le laisser durer trop longtemps, je pense que vous êtes sur la bonne voie pour envisager de changer vos habitudes et d'adopter un meilleur régime alimentaire.

Chapitre 3 : Quel est le meilleur moment pour commencer le régime anti-inflammatoire ?

L e meilleur moment pour commencer est toujours l'instant présent, mais avant de vous lancer, vous devez savoir ce qu'est le régime pauvre en FODMAP, ce qu'il représente et comment vous pouvez en tirer meilleur parti. Avant d'aborder le régime anti-inflammatoire dans son intégralité, je vais vous expliquer celui-ci.

Régime pauvre en FODMAP

FODMAP est l'abréviation de disaccharides, oligosaccharides, polyols fermentescibles et monosaccharides. Il s'agit des types de glucides à chaîne courte, amidons, sucres et fibres, présents dans divers aliments, qui sont mal absorbés dans l'intestin grêle et absorbent l'eau, ce qui entraîne la fermentation dans le côlon.

Les types d'hydrates de carbone suivants sont des FODMAPS :

- **Fructanes :** présents dans l'ail, le blé et les oignons.

- **Fructose :** présent dans les fruits, le sirop de maïs à haute teneur en fructose et le miel.
- **Galactanes :** présents dans les haricots et les légumineuses.
- **Lactose :** présent dans les produits laitiers.
- **Polyols :** présents dans les fruits à pépins, comme les avocats, les pommes ou les cerises, et dans les alcools de sucre.

La plupart des gens peuvent manger des aliments riches en FODMAP sans aucun problème. De plus, nombre de ces aliments peuvent stimuler la croissance des bonnes bactéries dans l'intestin. Mais les personnes atteintes de la maladie du côlon irritable ont tendance à être plus sensibles aux aliments riches en FODMAP.

Les FODMAP ne sont pas si facilement absorbés par l'intestin. Ils se déplacent lentement et consomment de l'eau. Dans l'intestin se trouvent des bactéries qui fermentent rapidement le gaz produit par les FODMAP. Un excès de gaz et d'eau peut alors entraîner des ballonnements, des douleurs et des diarrhées chez les personnes atteintes du SCI.

Le régime pauvre en FODMAP permet d'identifier les aliments qui déclenchent les symptômes du SCI. Le fait d'éviter ces aliments peut aider à contrôler les symptômes.

Vous avez peut-être entendu parler du régime FODMAP par un ami ou sur Internet. Lorsque l'on parle de ce régime, cela signifie généralement un régime pauvre en FODMAP. Ce régime est conçu pour aider les personnes souffrant du syndrome du côlon irritable (SCI), et d'une prolifération bactérienne dans l'intestin grêle, à identifier les aliments problématiques et ceux qui réduisent les symptômes.

Le régime pauvre en FODMAP est un régime alimentaire temporaire. Il est toujours bon de consulter un médecin avant tout régime, en particulier celui-ci. Ce type de diète élimine une grande quantité d'aliments de votre alimentation, ce n'est pas quelque chose qui doit être fait à long terme. Il s'agit de découvrir par ce biais, les aliments qui vous posent des problèmes.

Les symptômes que nous recherchons à éliminer comprennent :

- Diarrhée.
- Des crampes.
- Constipation.
- Ventre gonflé.
- Flatulences et gaz.

Comment fonctionne ce régime ?

C'est un régime d'élimination en trois étapes :

- Tout d'abord, vous arrêtez de manger des aliments riches en FODMAP.
- Puis vous les remettez lentement en place pour identifier ceux qui posent problème.

- Une fois que vous avez identifié les aliments qui provoquent vos symptômes, vous pouvez les éviter ou les limiter tout en appréciant les autres sans inquiétude.

Mon conseil est de suivre la partie élimination du régime pendant seulement deux à six semaines, cela réduit les symptômes et peut aider à réduire les niveaux anormalement élevés de bactéries intestinales. Ensuite, tous les trois jours, vous pouvez réintroduire dans votre régime un aliment riche en FODMAP, un par un, pour voir s'il provoque des symptômes, comme des ballonnements. Par ailleurs, un aliment riche en FODMAP peut provoquer des symptômes à long terme.

Que peut-on manger avec ce type de régime ?
Les aliments qui déclenchent les symptômes varient d'une personne à l'autre. Pour soulager les symptômes du syndrome du côlon irritable, il est essentiel d'éviter les aliments riches en FODMAP qui aggravent les problèmes intestinaux, notamment :

- Les produits à base de blé tels que le pain, les biscuits et les céréales ;
- Les yaourts, lait et glaces à base de produits laitiers ;
- Les lentilles et haricots ;
- Les légumes tels que les artichauts, les oignons, les asperges et l'ail ;

- Les fruits tels que les cerises, les pommes, les poires et les pêches.

Au lieu de cela, basez vos repas sur des aliments à faible teneur en FODMAP tels que :

- La viande et les œufs ;
- Les fromages tels que le brie, le cheddar, le camembert et la feta ;
- Le lait d'amande ;
- Les céréales telles que l'avoine, le quinoa et le riz ;
- Les aubergines, tomates, pommes de terre, concombres et courgettes ;
- Les oranges, raisins, myrtilles, fraises et ananas.

Vous pouvez également obtenir une liste complète des aliments FODMAP auprès de votre médecin ou de votre nutritionniste.

Qui devrait l'essayer ?

Un régime pauvre en FODMAP fait partie du traitement des personnes atteintes du SCI et du SIBO. Des études ont montré qu'elle pouvait en réduire les symptômes.

Comme les régimes peuvent être difficiles à suivre au début, lorsqu'ils sont plus restrictifs, il est important de travailler avec un médecin ou un nutritionniste qui peut s'assurer que vous suivez correctement votre régime.

C'est essentiel de vous faire accompagner pour réussir votre objectif et maintenir une bonne alimentation.

Les personnes souffrant d'insuffisance pondérale ne devraient pas essayer de le faire par elles-mêmes. Le régime pauvre en FODMAP n'est pas destiné à faire perdre du poids, mais vous pouvez perdre du poids en le suivant, car il élimine une grande quantité d'aliments. Pour les personnes qui ont déjà un poids insuffisant, il peut être dangereux de perdre davantage de poids.

La consommation habituelle de FODMAP dans le cadre d'une alimentation ordinaire ou riche en FODMAP varie entre 15 grammes et 30 grammes de glucides par jour.

Selon le groupe de travail sur le syndrome du côlon irritable de l'American College of Gastroenterology, un régime pauvre en FODMAP vise à limiter la consommation à un demi-gramme par repas, une faible quantité qui se traduit par environ 3 grammes par jour si vous suivez la suggestion de manger des repas petits et fréquents.

De nombreux aliments sont pauvres en FODMAPs. Voici quelques aliments que vous pouvez consommer en suivant un régime pauvre en FODMAPs :

- **Protéines :** poulet, bœuf, poisson, œufs, porc, crevettes, tofu et tempeh.

- **Grains entiers et féculents :** lentilles, riz blanc et brun, avoine, quinoa, manioc, pommes de terre, avoine.
- **Fruits :** ananas, framboises, myrtilles, melon miel, kiwi, citron vert, carambole, goyave, fraises et raisins.
- **Légumes :** poivrons, radis, germes de soja, carottes, pak-choï, aubergine, chou frisé, épinards, tomates, potiron, concombre et courgettes.
- **Noix :** amandes, noix de macadamia, noix, cacahuètes et pignons.
- **Graines :** graines de citrouille, graines de tournesol, graines de sésame et graines de lin.
- **Huiles :** huile de coco et huile d'olive.
- **Produits laitiers :** lait sans lactose, parmesan, yaourt grec.
- **Boissons :** thé à la menthe et eau.
- **Assaisonnements :** safran, cumin, paprika, cannelle, coriandre, sauce soja, cardamome, sauce de poisson, gingembre, produits à base de piment, sel, vinaigre, poudre de wasabi.

Bien que le café, le thé noir et le thé vert soient des aliments à faible teneur en FODMAP, les boissons caféinées sont généralement déconseillées dans le cadre de ce type de régime, car la caféine est souvent un facteur déclenchant chez les personnes atteintes du syndrome du côlon irritable.

Il est bon de vérifier la liste des ingrédients sur les aliments emballés afin de détecter les FODMAP ajoutés. Les fabricants peuvent en ajouter aux aliments pour de nombreuses raisons, notamment pour les prébiotiques, les substituts de graisse ou les substituts de sucre à faible teneur en calories. C'est ce que révèlent des études publiées dans le Journal of Gastroenterology and Hepatology Foundation et John Wiley & Sons Australia, Ltd.

Avantages du régime pauvre en FODMAP

Un régime pauvre en FODMAP a donc pour but de limiter les aliments riches en FODMAP. Des preuves scientifiques suggèrent que ce sont des habitudes alimentaires qui peuvent être bénéfiques aux personnes souffrant du syndrome du côlon irritable.

Vous pouvez par conséquent réduire les symptômes digestifs :

Les symptômes du SCI sont très variables, mais comprennent des douleurs d'estomac, des ballonnements, des reflux, des gaz et des urgences intestinales. Il va sans dire que ces symptômes peuvent être invalidants dans votre quotidien.

Il a été démontré qu'un régime pauvre en FODMAP réduit tout particulièrement les douleurs d'estomac et les ballonnements.

Selon Abigail Marsh, Enid M Eslick, Guy D Eslick dans leur étude « Does a low FODMAP diet reduce symptoms associated with functional gastrointestinal disorders ? » qui se base sur une analyse systématique et une méta-analyse complètes, et en complément de quatre études de haute qualité, ils en ont conclu qu'un régime pauvre en FODMAP augmente les chances de soulager les douleurs d'estomac et les ballonnements de respectivement 81 % et 75 %.

Un régime pauvre en FODMAP est considéré comme une thérapie diététique de première intention pour le SCI dans de nombreuses régions du monde.

Les patients souffrant du SCI signalent souvent une qualité de vie réduite associée à des symptômes digestifs sévères. Ces symptômes peuvent affecter les interactions sociales et même les performances professionnelles.

Plusieurs études ont montré qu'un régime pauvre en FODMAP améliore la qualité de vie globale en réduisant considérablement la gravité des symptômes.

Certaines données suggèrent qu'en soulageant les symptômes digestifs, ce régime peut également réduire la fatigue, la dépression et le stress, tout en augmentant le bonheur et la vitalité.

À qui s'adresse ce type de régime ?

Le régime pauvre en FODMAP ne convient pas à tout le monde. À moins que l'on ne vous diagnostique un syndrome du côlon irritable, le régime peut faire plus de mal que de bien.

En effet, la plupart des FODMAP sont des prébiotiques, ce qui signifie qu'ils favorisent la croissance des bactéries intestinales bénéfiques. Par conséquent, leur élimination peut nuire à vos bactéries intestinales et affecter directement votre santé globale.

En outre, l'exclusion de plusieurs fruits et légumes du régime alimentaire peut entraîner des carences en vitamines et minéraux et réduire considérablement l'apport en fibres, ce qui peut aggraver la constipation.

Par conséquent, pour garantir une alimentation adéquate et éviter d'éventuels déséquilibres, ce régime ne doit être suivi que sous la supervision d'un diététicien expérimenté dans les troubles digestifs.

Si vous souffrez du syndrome du côlon irritable, envisagez ce régime si :

- Vous avez des symptômes intestinaux tout le temps.
- Les stratégies visant à atténuer le stress n'ont pas trouvé de réponse.
- Il n'y a pas eu de réponse aux conseils diététiques de première ligne, y compris l'ajustement de la taille et de la fréquence des repas et la restriction de l'alcool, du café, des aliments épicés et d'autres aliments déclencheurs.

Bien que l'on puisse penser que ce régime pourrait être bénéfique pour d'autres affections telles que la diverticulite et les problèmes digestifs induits par le corps, des recherches supplémentaires sont nécessaires. Comme ce régime est un processus complexe, il ne doit pas être essayé pour la première fois en voyage ou pendant une période de stress ou d'agitation.

Étapes à suivre pour suivre un régime pauvre en FODMAP

Un régime pauvre en FODMAP est complet et se déroule en trois étapes :

Première étape
Il s'agit d'une étape qui implique d'éviter strictement les aliments riches en FODMAP.

Les personnes qui suivent ce régime pensent généralement qu'elles doivent éviter tous les FODMAP à long terme, mais cette phase ne devrait durer que 2 à 6 semaines. C'est parce que les FODMAP sont très importants pour la santé intestinale.

Certaines personnes ont remarqué une amélioration des symptômes dès la première semaine, tandis que pour d'autres, l'amélioration s'est poursuivie pendant les 8 semaines complètes. Jusqu'à 75 % des personnes suivant ce régime ont signalé une amélioration de leurs symptômes dans les 6 semaines.

Une fois que vous avez obtenu un soulagement suffisant de vos symptômes digestifs, vous pouvez passer à la deuxième étape.

Deuxième phase : Réintroduction

Cette phase comprend la réintroduction systématique d'aliments riches en FODMAP. Bien que sa durée varie d'une personne à l'autre, elle dure généralement de 6 à 10 semaines. L'objectif de cette phase est double :

- Il faut identifier les types de FODMAP tolérés, peu de personnes sont sensibles à tous ces aliments.
- Déterminer la quantité de FODMAP que vous pouvez tolérer, ce que l'on appelle votre niveau seuil.

Au cours de cette étape, il faut que vous testiez les quantités d'aliments spécifiques, un par un, pendant environ trois jours.

Il est recommandé de suivre un régime pauvre en FODMAP strict lors de l'essai de chaque aliment et d'attendre 2 à 3 jours avant de réintroduire de nouveaux aliments pour éviter les effets additifs ou croisés.

Une fois qu'une tolérance minimale a été établie, vous pouvez tester votre tolérance à des doses plus élevées, à des prises plus fréquentes et à des combinaisons alimentaires riches en FODMAP, mais n'oubliez pas de faire une pause de 2 à 3 jours après chaque test.

Il est également important de se rappeler que contrairement à la plupart des personnes souffrant d'allergies alimentaires, qui doivent éviter complètement certains allergènes, les personnes atteintes du SCI peuvent tolérer de petites quantités de FODMAP.

Étape 3 : Personnalisation

Cette phase est également connue sous le nom de "régime pauvre en FODMAP modifié", car vous continuez à restreindre certains FODMAP, mais réintroduisez dans votre alimentation ceux qui sont bien tolérés.

En d'autres termes, à ce stade, la quantité et le type de FODMAP sont adaptés aux tolérances individuelles que vous avez identifiées à l'étape 2.

Un régime pauvre en FODMAP n'est pas une approche unique ni un régime à vie. L'objectif ultime est de réintroduire les aliments riches en FODMAP en respectant votre niveau de tolérance personnel.

Il est essentiel d'arriver aux étapes finales pour ajouter de la variété et de la flexibilité à votre régime alimentaire. Ces qualités étaient associées à une meilleure observance à long terme, à une meilleure qualité de vie et à une meilleure santé intestinale.

Trois choses à faire avant de commencer

Suivez ces trois étapes avant de commencer le régime pauvre en FODMAP.

Assurez-vous que vous avez le SCI

Les symptômes digestifs se manifestent dans de nombreuses pathologies, certaines inoffensives et d'autres plus graves.

Les symptômes du SCI sont également communs à d'autres maladies chroniques, telles que la maladie cœliaque, les maladies inflammatoires de l'intestin, les maladies intestinales et le cancer du côlon.

Par conséquent, vous devez consulter votre médecin pour exclure ces autres conditions. Une fois ces éléments écartés, votre médecin peut confirmer que vous souffrez du SCI en utilisant les critères de diagnostic officiels du SCI. Vous devez répondre aux trois critères suivants pour être diagnostiqué :

- **Douleurs d'estomac constantes** : la douleur survient généralement au moins un jour par semaine depuis trois mois.
- **Symptômes liés aux selles** : ils coïncident avec deux ou plusieurs des éléments suivants, sont liés à la défécation, associés à une modification de la fréquence des selles ou associés à une modification de l'aspect des selles.
- **Symptômes persistants** : vous avez ressenti des symptômes constants au cours des trois derniers mois, avec un début des symptômes au moins six mois avant le diagnostic.

Essayer des stratégies de modification du mode de vie et du régime alimentaire

Un régime pauvre en FODMAP est un processus qui demande beaucoup de temps et de ressources. C'est pourquoi il est encore considéré comme un conseil diététique de deuxième intention dans certains pays et est utilisé pour les personnes atteintes du SCI qui ne répondent pas aux stratégies de première intention.

Planifiez à l'avance

Il peut être difficile de respecter les limites du régime pauvre en FODMAP. Voici quelques conseils pour vous aider à vous préparer.

- **Savoir quoi acheter :** assurez-vous d'avoir accès à des listes crédibles d'aliments pauvres en FODMAP.
- **Débarrassez-vous des aliments riches en FODMAP :** débarrassez le réfrigérateur et le garde-manger des aliments qui ne sont pas fait pour ce régime.
- **Dressez une liste de courses :** créez une liste de courses à faible teneur en FODMAP avant de faire vos courses pour éviter les aliments qui ne sont pas bons pour vous.
- **Lisez les menus en détail :** vous devez vous familiariser avec les options des menus à faible teneur en FODMAP afin d'être prêt lorsque vous dînez au restaurant.

Le régime pauvre en FODMAP peut être délicieux

L'ail et les oignons sont très riches en FODMAP. C'est pourquoi on pense souvent, à tort, que les régimes pauvres en FODMAP manquent de saveur.

Si de nombreuses recettes font appel aux oignons et à l'ail, vous pouvez choisir parmi de nombreuses herbes, épices et condiments à faible teneur en FODMAP.

En outre, vous pouvez toujours retrouver le goût de l'ail en utilisant de l'huile d'ail filtrée à faible teneur en FODMAP. En effet, les FODMAP de l'ail ne sont pas liposolubles, de sorte que la saveur est transférée à l'huile, mais pas les FODMAP.

Suggestions de condiments à faible teneur en FODMAP

Ces épices, herbes et condiments sont parfaits pour le régime pauvre en FODMAP. Voici une liste de ceux qui ressortent, d'après une étude intitulée The low FODMAP diet and its application in East and Southeast Asia - PMC (nih.gov) :

- Des piments.
- Ciboulette
- Gingembre.
- Fenugrec.
- La citronnelle.
- Curcuma
- Safran
- Poivre
- Graines de moutarde.

Les végétariens et le régime pauvre en FODMAP

Les FODMAP peuvent être faibles dans un régime végétarien équilibré. Cependant, suivre un régime pauvre en FODMAP peut être plus difficile si vous ne mangez pas de viande.

En effet, les aliments riches en FODMAP, tels que les haricots, constituent la principale protéine végétale d'un régime végétarien.

Cependant, vous pouvez inclure une petite portion de haricots en conserve et rincés dans un régime pauvre en FODMAP, car ils ont tendance à contenir moins de FODMAP que les haricots cuits. Les portions sont généralement d'environ 1/4 de tasse (64 grammes).

Parmi les autres options à faible teneur en FODMAP et riches en protéines pour les végétariens figurent le tempeh, le tofu, les œufs, le quinoa et la plupart des noix et des graines.

Que faire si les symptômes ne s'améliorent pas ?

Ce type de régime ne convient pas à tout le monde. En fait, on dit que 30 % des personnes ne réagissent pas du tout à ce régime. Heureusement, d'autres thérapies non diététiques peuvent vous aider - parlez-en à votre médecin si vous souhaitez explorer d'autres options. Ceci dit, avant d'abandonner définitivement l'idée de faire un régime pauvre en FODMAP, suivez les étapes ci-dessous :

Vérifiez et revérifiez les listes d'ingrédients :
Les aliments emballés sont généralement des sources cachées de FODMAP. Les coupables courants sont les oignons, le sorbitol, l'ail et le xylitol, qui peuvent déclencher des symptômes même en petites quantités.

Vérifiez l'exactitude de vos informations sur les FODMAP :
Il existe de nombreuses listes d'aliments pauvres en FODMAP en ligne. Toutefois, seules deux universités fournissent des listes et des applications complètes et validées sur les aliments FODMAP : King's College London et Monash University.

Tenir compte des autres facteurs de stress de la vie :
Le régime alimentaire n'est pas le seul facteur susceptible d'aggraver les symptômes du SCI, le stress peut les déclencher également.

De plus, quelle que soit l'efficacité de votre régime alimentaire, les symptômes sont susceptibles de persister si vous êtes soumis à un stress important.

Un régime pauvre en FODMAP peut améliorer considérablement les symptômes digestifs des personnes souffrant du syndrome du côlon irritable. Mais il faut prendre en compte que le régime implique un processus en trois étapes qui peut prendre environ huit semaines avant que vous ne ressentiez une amélioration, et toutes les personnes atteintes du syndrome du côlon irritable n'y répondent pas.

À moins que vous n'en ayez besoin, ce type de régime alimentaire peut faire plus de mal que de bien, car les FODMAP sont des prébiotiques qui favorisent la santé intestinale. En outre, les aliments riches en FODMAP sont des sources alimentaires précieuses de minéraux et de vitamines.

Pour suivre un régime pauvre en FODMAP, il suffit d'éviter les aliments riches en glucides. C'est en 2005 que le groupe de recherche a proposé pour la première fois ce concept pour la gestion du SCI. C'est ce qui ressort de l'étude Personal Viewpoint: Food for Thought : Western Lifestyle and Susceptibility to Crohn's Disease. L'hypothèse FODMAP - PubMed (nih.gov).

Voici ce que vous devez savoir sur ce qu'est un régime pauvre en FODMAP.

En plus de ce que je vous ai déjà dit, voici quelques éléments que vous devez savoir sur cette diète..

Il s'agit d'un régime pauvre en FODMAP, et non d'un régime SANS FODMAP.

Contrairement à d'autres allergies alimentaires, il n'est pas nécessaire d'éliminer complètement les FODMAP de votre alimentation. En fait, ils ont des effets bénéfiques sur votre intestin. Par conséquent, il est conseillé de les intégrer à votre régime alimentaire, autant que votre tolérance le permet.

Le régime pauvre en FODMAP n'est pas sans gluten.
Il est généralement pauvre en gluten par défaut, car le blé, qui est la principale source de gluten, est exclu en raison de sa teneur élevée en fructanes.

Le régime pauvre en FODMAP n'est pas un régime sans gluten, les aliments tels que l'épeautre au levain, sont autorisés.

Le régime pauvre en FODMAP n'est pas exempt de produits laitiers.
Le lactose se trouve généralement dans les produits laitiers. Cependant, de nombreux produits laitiers contiennent de faibles niveaux de lactose, ce qui les rend pauvres en FODMAP.

Les fromages à pâte dure ou vieillie, la crème fouettée et la crème aigre sont des exemples de produits laitiers à faible teneur lactose et donc consommables pendant ce genre de régime.

Il ne s'agit pas d'un régime à long terme
Il n'est pas souhaitable ni recommandé de suivre ce régime pendant plus de huit semaines. En outre, le processus du régime pauvre en FODMAP comporte trois étapes pour amener les FODMAP du régime à un niveau de tolérance personnel.

Le régime pauvre en FODMAP est-il équilibré sur le plan nutritionnel ?

Vous pouvez toujours satisfaire aux exigences nutritionnelles du régime pauvre en FODMAP, mais, comme tout régime restrictif, les risques de carences nutritionnelles sont accrus. L'apport en fibres doit être pris en compte et bien maîtrisé dans ce cadre.

Fibres

De nombreux aliments riches en fibres sont également riches en FODMAPs. C'est pourquoi les gens réduisent souvent leur consommation de fibres en suivant un ce régime...

Cela peut être évité en remplaçant les aliments riches en FODMAP et en fibres (tels que les fruits et les légumes) par des variétés à faible teneur en FODMAP qui fournissent toujours beaucoup de fibres alimentaires.

Les sources de fibres à faible teneur en FODMAP sont les fraises, les framboises, les oranges, les haricots verts, les carottes, les épinards, le riz, l'avoine, le quinoa, le pain complet sans gluten et les graines de lin.

Calcium

Les produits laitiers sont une source élevée de calcium. Cependant, de nombreux produits laitiers sont interdits dans le cadre d'un régime pauvre en FODMAP. Par conséquent, l'apport en calcium peut être réduit lorsqu'on suit ce régime.

Les sources de calcium à faible teneur en FODMAP comprennent les fromages à pâte dure et vieillis, les yaourts et le lait sans lactose, les poissons en conserve avec arêtes comestibles et les noix enrichies en calcium, le lait de riz et les flocons d'avoine.

Si vous suivez un régime pauvre en FODMAP, devez-vous éviter le lactose ?
Le lactose est le Disaccharide des FODMAPs.

Il est souvent appelé sucre du lait car on le trouve dans les produits laitiers tels que le fromage, les yaourts ou le lait.

L'intolérance au lactose provient du manque d'une enzyme qui digère le lactose, la lactase, dans l'organisme.

Cela peut entraîner des problèmes digestifs avec le lactose, qui est osmotiquement actif, c'est-à-dire qu'il attire l'eau et est fermenté par les bactéries intestinales.

En outre, l'existence continue d'une intolérance au lactose chez les personnes atteintes du SCI est variable, les rapports allant de 20 à 80 %. Le lactose est donc limité dans un régime pauvre en FODMAP.

Si vous savez que vous n'êtes pas intolérant au lactose, vous ne devez alors pas restreindre le lactose dans le cadre du régime pauvre en FODMAP.

Bien que je vous aie parlé des aliments que vous devez inclure dans votre alimentation, tant dans le régime

FODMAP que dans le régime anti-inflammatoire, vous apprendrez dans le chapitre suivant quels sont les aliments que vous ne devez pas consommer si vous voulez suivre un régime anti-inflammatoire en particulier, ainsi que les raisons pour lesquelles vous ne devez pas les consommer.

Comme vous pouvez le constater, les FODMAP doivent intervenir dans ce processus anti-inflammatoire, car il est nécessaire que vous vous nettoyiez, que vous vous prépariez et que vous sachiez identifier les aliments qui peuvent vous affecter dans votre quotidien. Après le processus, vient le moment pour vous de commencer le régime anti-inflammatoire. Je veux maintenant que vous sachiez quels aliments vous devez abandonner, pourquoi et quels sont les résultats de cette démarche.

Chapitre 4 : Les aliments à éviter dans ce type de régime

V oici les aliments que vous ne devez pas consommer dans le cadre de ce type de régime, car ils peuvent avoir des conséquences néfastes sur votre organisme. Que vous suiviez ou non le régime anti-inflammatoire, vous ne devez pas les consommer ni en abuser.

Glucides raffinés

Ce sont les aliments tels que les pâtisseries, les pâtes, le pain blanc, les sucreries et les céréales pour petit-déjeuner qui contiennent des glucides raffinés.

Les glucides font partie des éléments essentiels d'une alimentation riche et saine. Parmi les glucides, vous pouvez trouver des glucides simples, plus faciles à digérer, et des glucides complexes, plus longs à digérer pour votre organisme.

Lorsque les glucides sont raffinés, ils perdent de nombreux nutriments bénéfiques pour votre organisme. Ils sont digérés à un rythme élevé dans l'organisme, ce qui entraîne une augmentation rapide de la glycémie, puis une rechute en peu de temps, ce qui peut entraîner des problèmes de santé à l'avenir.

Les aliments comme le pain blanc, la farine, les pâtes et le riz contiennent des glucides raffinés. Comme le souligne Herbalife Nutrition, tous ces aliments peuvent être remplacés par des pains et des pâtes à base de blé complet ou de riz brun.

Les jus de fruits, les boissons gazeuses ou les confitures contiennent également beaucoup de sucre ajouté et des substances riches en glucides raffinés. La meilleure option est le fruit entier, frais et de saison. C'est ce que préconise la directive fondée sur des données probantes de la Société allemande de nutrition : "Apport en glucides et prévention des maladies liées à la nutrition".

Aliments frits

L'association d'aliments riches en graisses et en glucides peut constituer une double menace pour la réponse inflammatoire.

Selon l'International Study of Asthma and Allergy in Children (ISAAC), ces aliments rendent les enfants et les adolescents plus susceptibles de développer de l'asthme, de la rhinite et de l'eczéma. Les experts estiment que les graisses saturées et les acides gras trans contenus dans les aliments frits peuvent affecter le système immunitaire des jeunes.

Selon une étude publiée dans la revue Heart, un régime alimentaire riche en aliments frits peut augmenter considérablement le risque d'événements cardiovasculaires graves, tels qu'une crise cardiaque ou un accident vasculaire cérébral.

Les auteurs de l'étude, dirigée par le Centre universitaire des sciences de la santé de Shenzhen, en Chine, ont averti que le risque augmentait de manière exponentielle avec seulement 114 grammes d'aliments frits par semaine.

En général, les habitudes alimentaires occidentales ne contribuent pas à une bonne santé cardiovasculaire, mais jusqu'à présent, les experts ne savaient pas exactement comment la consommation d'aliments frits pouvait affecter la santé cardiovasculaire.

Pour illustrer ce point, les chercheurs ont sélectionné 19 études pertinentes publiées jusqu'en 2020.

Ils ont donc d'abord rassemblé les données de 17 études, incluant 562 445 participants et 36 727 événements cardiovasculaires majeurs, tels que des crises cardiaques ou des accidents vasculaires cérébraux, pour évaluer le risque de maladie cardiovasculaire.

Ils ont ensuite combiné les données de six autres études, incluant 754 873 participants et 85 906 décès liés à des événements cardiovasculaires. Les données ont été collectées grâce à une période de suivi moyenne de 9,5 ans, pour évaluer l'association de la consommation d'aliments frits avec les maladies cardiovasculaires et le lien potentiel entre les décès et leur raison.

Ils ont constaté que, par rapport à la catégorie de consommation hebdomadaire d'aliments frits la plus faible, les personnes appartenant au groupe le plus élevé présentaient un risque accru de 28 % de subir des événements cardiovasculaires majeurs et un risque accru de 22 % et 37 % de développer des maladies coronariennes et des insuffisances cardiaques, respectivement.

Les auteurs ont noté que ces pourcentages de risque augmentent de 3 %, 2 % et 12 %, respectivement, avec une augmentation de seulement 114 grammes d'aliments frits par semaine.

Tous ces chiffres peuvent même être assez conservateurs, soulignent-ils, car plusieurs des études analysées pour cet article ne portaient que sur une seule forme de friture, soit le poisson ou les frites, plutôt que sur la consommation globale d'aliments frits.

La manière exacte dont les aliments frits jouent un rôle dans le développement des maladies cardiovasculaires n'est pas non plus tout à fait claire, soulignent-ils.

Les auteurs affirment que ces aliments augmentent l'apport énergétique en raison de leur forte teneur en graisses, tout en produisant des "acides gras trans" malsains, à partir des huiles hydrogénées utilisées pour la friture.

Cette méthode de cuisson augmente également la production d'autres substances chimiques qui affectent de manière néfaste la réponse inflammatoire du corps.

Ils ont conclu que d'autres plats, comme le poulet frit ou les frites, sont riches en sel et sont souvent associés à des boissons riches en sucre, notamment dans les fast-foods.

Boissons gazeuses et boissons sucrées

Le sucre est un moyen rapide d'augmenter la réponse inflammatoire du corps et les boissons gazeuses en contiennent beaucoup.

Les boissons gazeuses, les boissons énergisantes, les sodas, les jus de fruits et tous les produits contenant du sucre ajouté font partie des boissons sucrées que nous connaissons. Le sucre n'est pas mauvais car il est nécessaire pour le bon fonctionnement de notre organisme. Alors pourquoi ces boissons sont-elles mauvaises ?

Le sucre est un produit naturel qui appartient au groupe des glucides simples, qui sont digérés rapidement et fournissent de l'énergie. C'est une source très importante de carburant pour nos cellules, mais fournir de l'énergie aussi rapidement est une arme à double tranchant.

Comme nous l'avons vu, les boissons sucrées sont mauvaises pour la santé car elles apportent des calories vides. En effet, elles ont perdu toutes leurs propriétés nutritionnelles car elles sont ultra-transformées et peuvent vous amener à dépasser votre consommation quotidienne de sucre avec de bonnes restrictions. Les boissons sucrées peuvent êtreconsommées de temps en temps mais elles ne doivent pas faire partie de notre alimentation quotidienne.

Comme indiqué, l'Organisation mondiale de la santé a confirmé que la consommation de boissons sucrées et de sodas contribue directement à plus de 650 000 décès dans le monde chaque année. Ce n'est pas surprenant, car leur utilisation excessive peut ouvrir la porte aux conditions suivantes, que nous allons plus approfondir.

Obésité et surpoids
Dans le monde, 1,9 milliard de personnes sont en surpoids et 650 millions sont obèses. L'obésité est une maladie et l'accepter est le premier pas, tant sur le plan personnel que social.

La consommation de boissons sucrées, en raison de leur apport calorique élevé et de la formation induite de dépôts de graisse, entraîne de nombreux cas de surpoids et d'obésité (diagnostiqués lorsque l'IMC est supérieur à 30). Cela ouvre la porte à d'innombrables maladies : maladies cardiaques, cancer, diabète, maladies osseuses, problèmes émotionnels, etc.

Diabète de type 2

Le diabète de type 2 est une maladie endocrinienne où la consommation d'une quantité excessive de sucre entraîne des défauts dans la synthèse de l'insuline. C'est une hormone produite par le pancréas qui a pour fonction de réguler le taux de sucre dans le sang.

La consommation d'une canette de boisson sucrée par jour double le risque de développer cette maladie chronique, qui est incurable et nécessite un traitement à vie, notamment des injections d'insuline. Le diabète est une maladie très grave qui peut causer des dégâts importants sur le corps humain.

En effet, l'incapacité à métaboliser le sucre et à le laisser circuler librement dans le sang peut avoir des conséquences dévastatrices pour l'organisme : perte de poids, vision trouble, soif, plaies, faiblesse, fatigue, risque accru de maladies cardiovasculaires, lésions rénales, dépression et même décès.

Caries

La carie dentaire est l'un des problèmes de santé les plus courants dans le monde, et les boissons sucrées sont l'un des principaux facteurs de risque de son développement. Et les sucres qu'ils contiennent non seulement endommagent l'émail des dents, mais peuvent favoriser le développement de bactéries pathogènes qui colonisent la plaque dentaire.

Ces bactéries se développent à la surface de la dent et font des trous dans la dent. Lorsqu'elles atteignent les couches profondes où les nerfs sont déjà rougis, de terribles symptômes apparaissent : douleur intense en coup de poignard, taches sombres, sensibilité dentaire, douleur en buvant et en mordant, maux de tête, ou encore de la fièvre. Si la prolifération des bactéries n'est pas arrêtée, elles peuvent provoquer la perte des dents car elles endommagent les racines des dents.

Hypercholestérolémie

Comme je l'ai déjà mentionné, l'excès de sucre ne pouvant pas être digéré par les cellules est transformé en graisse. C'est là qu'intervient l'hypercholestérolémie. La consommation de boissons sucrées est directement associée à des niveaux élevés de "mauvais" cholestérol et à une diminution des niveaux de "bon" cholestérol.

On estime que jusqu'à 55% des adultes présentent une hypercholestérolémie plus ou moins sévère, avec des valeurs de LDL (mauvais cholestérol) supérieures à 130 mg/dL dans le sang. Le principal problème est l'excès de cholestérol car il ne provoque pas de symptômes, mais ce type de lipoprotéine (lipide + protéine) s'accumule dans les parois des vaisseaux sanguins, ce qui peut entraîner une crise cardiaque ou un accident vasculaire cérébral.

Problèmes cardiaques

Comme on peut le déduire, la consommation de boissons sucrées est responsable de nombreuses maladies cardiovasculaires en raison de son association avec l'obésité et l'hypercholestérolémie. Ces lésions cardiaques et vasculaires sont la première cause de décès dans le monde.

En ce sens, la consommation excessive de boissons gazeuses augmente le risque d'infarctus du myocarde, de crise cardiaque, d'accident vasculaire cérébral, d'embolie pulmonaire, d'arythmie cardiaque, etc. Le système circulatoire nous maintient en vie. Ainsi, lorsqu'il est endommagé, tout le corps en subit les conséquences.

Problèmes d'hypertension

La consommation de boissons sucrées est également liée à l'hypertension artérielle en raison de l'obstruction des vaisseaux sanguins causée par l'hypercholestérolémie. C'est-à-dire que le sang exerce une trop grande force sur les parois des vaisseaux sanguins. Bien que les facteurs génétiques jouent un rôle, les mauvaises habitudes alimentaires sont un facteur sous-jacent.

En plus de provoquer des maux de tête, des saignements de nez, des problèmes respiratoires, etc., l'hypertension artérielle augmente également le risque de maladies cardiovasculaires mentionnées ci-dessus, ainsi que le risque de maladies rénales et de perte de vision.

Insomnie

Il s'avère que les personnes qui consomment trop de boissons sucrées sont plus susceptibles de souffrir d'insomnie, qui est le trouble du sommeil le plus courant. Ce sont les nombreuses boissons gazeuses caféinées qui nous empêchent de nous endormir au moment voulu.

L'insomnie est une affection grave qui provoque de la fatigue, une sensation de manque d'énergie, des maux de tête ou un poids au niveau de nos yeux. Ne pas dormir suffisamment peut être très dommageable pour notre santé, tant sur le plan physique, à long terme (augmentation du risque de maladies cardiovasculaires, de diabète, de maladies osseuses, de maladies rénales et même de cancer colorectal et du sein) que sur le plan émotionnel (problèmes au travail, manque d'estime de soi, dépression...).

Hépatopathies

Le foie est le plus grand organe du corps. Il contribue à la digestion des aliments, au stockage des substances essentielles et à l'élimination des toxines. Or, l'excès de boissons sucrées peut entraîner l'accumulation de dépôts lipidiques dans le foie en raison de la graisse formée.

Cela peut provoquer des maladies au niveau du foie comme la maladie du foie gras qui est la plus importante. Comme son nom l'indique, cette pathologie consiste en une accumulation de graisse dans le foie, ce qui rend difficile le fonctionnement de ce dernier. Dans les cas très graves, le traitement peut nécessiter une transplantation.

Dépression

La dépression est une maladie grave, aux manifestations tant mentales que physiques, qui touche plus de 300 millions de personnes dans le monde. La consommation de boissons sucrées a été associée à la dépression, bien que dans ce cas nous ne sachions pas s'il s'agit d'une cause ou d'un effet. En effet, nous ne savons pas si la consommation de boissons sucrées augmente le risque de dépression ou, à l'inverse, si la déprime rend les gens plus susceptibles de se tourner vers ces produits.

Cependant, il est clair que si les origines de la dépression sont très complexes et ne sont manifestement pas uniquement dues à la consommation de produits chargés en sucre, les boissons gazeuses ne nous aident pas sur le plan mental.

Faible estime de soi

La consommation de boissons sucrées est directement liée à la perte d'estime de soi en raison de ses effets sur le poids et la santé mentale. En outre, il est très fréquent d'entrer dans un cercle vicieux où l'on se tourne vers le sucre pour se sentir mieux. La meilleure façon de se sentir bien dans sa peau est de manger sainement et de faire de l'exercice.

Athérosclérose

L'athérosclérose est une maladie dans laquelle les lipides s'accumulent dans les parois des vaisseaux sanguins en raison de troubles génétiques du métabolisme des graisses, ce qui entraîne le durcissement, la rigidité et le rétrécissement des artères.

Malgré cette apparente composante génétique, il est clair que s'il existe une tendance, la consommation excessive de boissons sucrées est une bombe à retardement car nous fournissons à notre corps une sorte de graisse (après la transformation du sucre en lipides), sans pouvoir la gérer. Cette maladie est l'une des principales causes de l'insuffisance de l'irrigation sanguine des artères, qui peut entraîner un infarctus du myocarde et un accident vasculaire cérébral.

Hyperuricémie

L'hyperuricémie est définie comme une concentration accrue d'acide urique dans le sang. Les boissons sucrées constituent l'un des principaux facteurs de risque de son développement. L'acide urique est une substance produite lors du catabolisme des purines, composés présents dans les boissons sucrées.

Si nous produisons trop de purines dans le corps, nous allons alors produire une quantité trop importante d'acide urique que les reins n'ont pas le temps de le traiter. Si elle dépasse la valeur sanguine de 7 mg/dl, nous atteindrons le seuil de morbidité. La plupart du temps, il n'y a pas de symptômes, mais parfois, elle peut conduire à une affection appelée goutte.

La Goutte

La goutte est une maladie dans laquelle des cristaux d'urate (l'acide urique ne pouvant pas se déplacer librement dans le sang, des cristaux se forment) s'accumulent dans les articulations du corps en raison d'une hyperuricémie, provoquant une inflammation et de fortes douleurs.

Pour traiter cette pathologie, il est nécessaire de prendre des médicaments, notamment des anti-inflammatoires. Même si elles permettent de prévenir les crises de goutte, il vaut mieux limiter la consommation de boissons gazeuses car les purines qu'elles contiennent posent un sérieux problème.

Viande rouge

Les hamburgers, les steaks, les viandes transformées comme les hot-dogs et les saucisses contiennent beaucoup de graisses saturées qui provoquent des inflammations.

Depuis plusieurs années, l'OMS recommande une consommation modérée de viande rouge, car selon les études épidémiologiques, une consommation trop importante de viande rouge peut causer des maladies chroniques dégénératives. En 2015, l'OMS a publié les résultats d'une étude liant la viande rouge et la viande transformée au cancer. C'est ce que révèlent des informations tirées de l'étude Science et alimentation : leçons sur l'évolution humaine. Madrid : Instituto Tomás Pascual, Centre national de recherche sur l'évolution humaine.

Il est recommandé de consommer de la viande blanche, comme le poulet par exemple, et dans ce cas, la poitrine, qui est la partie la plus saine. Mangez des poissons gras et suivez les conseils alimentaires dont je vous parlerai plus tard.

Aliments gras transformés

Manger des chips, des produits de boulangerie, du pop-corn, des pizzas surgelées et d'autres aliments contenant des graisses trans augmentent la quantité de mauvais cholestérol dans le sang.

L'inflammation peut être provoquée par de nombreux déclencheurs. Certains d'entre eux, comme les blessures et la contamination, sont difficiles à prévenir. Pour éviter l'inflammation, vous pouvez réduire au minimum votre consommation d'aliments qui la déclenchent.

D'après une étude de Hospital Nutrition sur les acides gras trans, les graisses trans sont considérées comme les plus mauvaises des graisses. Contrairement aux autres graisses alimentaires, les graisses trans, également appelées acides gras trans, augmentent le "mauvais" cholestérol et diminuent le "bon" cholestérol.

Un régime riche en graisses augmente le risque de maladie cardiaque, principale cause de décès chez les adultes. Plus la consommation de ces graisses est importante, plus le risque d'avoir des problèmes cardiaques et des problèmes vasculaires est élevé.

Ce type de graisse est si mauvais pour l'organisme que la Food and Drug Administration (FDA) américaine a interdit aux fabricants de denrées alimentaires de placer la principale source de ce type de graisse dans les aliments et les boissons. Plusieurs pays et villes des États-Unis ont restreint l'utilisation des acides gras trans.

La FDA espère que cette mesure permettra d'éviter des milliers de crises cardiaques et de décès chaque année.

Cependant, tant que la réglementation n'est pas en place, les produits contenant ces graisses trans peuvent encore être disponibles.

Il existe de nombreuses informations sur les acides gras trans et sur la manière de les éviter. La plupart des graisses trans sont formées par un procédé industriel consistant à ajouter de l'hydrogène aux huiles végétales, ce qui leur permet de se solidifier à température ambiante.

Il s'agit d'une huile qui n'est pratiquement pas hydrogénée, qui est moins chère et qui est moins sujette à l'altération. Les aliments baignant dans cette huile se conservent alors plus longtemps. Certains restaurants utilisent de l'huile végétale partiellement hydrogénée dans les friteuses car elle n'a pas besoin d'être changée aussi souvent que les autres huiles.

La viande et les produits laitiers contiennent de petites quantités de graisses trans d'origine naturelle. Mais on ne sait pas exactement comment les graisses affectent la santé.

Graisses trans dans l'alimentation

La forme manufacturée des graisses trans, appelée huiles partiellement hydrogénées, peut être trouvée dans une variété d'aliments, notamment :

- Produits de boulangerie commerciale, biscuits, gâteaux et tartes.

- Du pop-corn au micro-ondes.
- Pizza surgelée.
- Crème à café sans produits laitiers
- Margarine en bâton.

En quoi sont-ils nuisibles ?

Les médecins s'inquiètent de l'ajout de graisses trans car ils augmentent le risque de crise cardiaque, d'accident vasculaire cérébral et de diabète de type 2. Les graisses trans peuvent également avoir un effet néfaste sur le taux de cholestérol.

Il existe deux principaux types de cholestérol :

- Cholestérol à lipoprotéines de basse densité (LDL). Le LDL, ou "mauvais" cholestérol, peut s'accumuler dans les parois des artères, les rendant dures et étroites.
- Cholestérol de lipoprotéines de haute densité (HDL). Le HDL, ou "bon" cholestérol, recueille l'excès de cholestérol et le ramène au foie.

Les graisses trans augmentent le taux de cholestérol LDL et diminuent le taux de cholestérol HDL, ce qui peut augmenter le risque d'avoir une crise cardiaque ou un accident vasculaire cérébral.

Comme vous pouvez le constater, chacun des aliments déconseillés a une raison impérieuse de l'être. Par conséquent, faites le pas de les laisser derrière vous, de nettoyer votre corps petit à petit avec ce que je vous ai enseigné dans cet ouvrage. Préparez-vous également à inclure dans votre alimentation des aliments qui diminuent l'inflammation, comme ceux que je vous enseignerai dans le prochain chapitre.

Chapitre 5 : Les aliments à inclure dans le régime anti-inflammatoire

Il s'agit là de quelques-uns des aliments que vous devez inclure dans votre régime anti-inflammatoire, mais en cours de route, je vous parlerai d'autres aliments afin qu'ils puissent faire partie de votre régime anti-inflammatoire et vous aider à recouvrer la santé.

Si vous avez mal aux mains, aux ligaments ou aux muscles, ou des douleurs articulaires en général, il y a de grande chance que cela provienne de votre alimentation. Certains aliments peuvent donc vous aider à vous sentir mieux. Changez votre régime alimentaire et vous verrez que vous ressentirez beaucoup moins d'inflammation.

Nos articulations ont une relation amour-haine. Nous aimons avoir l'air fort, courir et, bien sûr, dépasser les limites de notre corps. Mais tout change lorsque la douleur est présente, et lorsque les inflammations musculaires s'installent. Mais avez-vous déjà essayé de remplir votre réfrigérateur avec les aliments les plus efficaces contre les douleurs articulaires ?

La première chose à savoir, selon les recherches, est que les aliments contenant du gluten sont les pires pour la santé de vos articulations. Ensuite, il convient de mentionner qu'il existe des variétés de viande dans les supermarchés qui peuvent améliorer votre régime alimentaire et soulager la douleur. Il faut seulement porter une attention particulière aux meilleurs aliments anti-inflammatoires, dont je vais vous parler dans ce chapitre.

Épinards

Il vous donne de la force face à la rouille. Vous vous êtes toujours demandé pourquoi Popeye mangeait des épinards avant de sauver Olivia ? Il y a de bonnes raisons. En effet, les épinards sont riches en antioxydants et il a été démontré qu'ils réduisent l'inflammation, la douleur et ralentissent la progression de l'arthrose.

De nombreuses études confirment que les personnes qui commencent à augmenter leur consommation de fruits et légumes présentent des taux plus faibles de maladies dégénératives. Cela est dû à la quantité élevée de divers antioxydants que contiennent ces aliments.

Les propriétés antioxydantes des épinards vous aideront à combattre les dommages causés par les radicaux libres à votre organisme. De plus, vous pouvez préparer toutes sortes de plats délicieux avec des épinards... Ils produisent même de l'électricité et de l'hydrogène !

Poisson

Les poissons gras de toutes sortes, comme le saumon, le thon et la truite, ainsi que leurs huiles naturelles, sont riches en oméga-3, des "soldats" efficaces dans la lutte contre l'inflammation. Ils peuvent vous aider à réduire rapidement les douleurs articulaires, et leur teneur élevée en vitamine D peut également contribuer à soulager les symptômes de l'arthrite et d'autres affections similaires.

La revue Annals of Rheumatology a publié les résultats d'une étude, qui démontre que les souris nourries d'acides gras oméga-3 provenant de poissons étaient plus susceptibles d'avoir des articulations saines que celles nourries de graisses saturées (en particulier de sous-produits animaux) ou d'oméga-6 (huile de tournesol). C'est un fait appuyé par de nombreuses études.

Noix

Nous connaissons tous la valeur nutritionnelle des noix. Il est important de savoir qu'elles contiennent également des quantités très élevées de calcium, de magnésium, de vitamine E ou de protéines qui stimulent le système immunitaire. Plus précisément, les noix sont riches en acides gras oméga-3, qui peuvent contribuer à réduire la douleur de l'arthrose et de la polyarthrite rhumatoïde, comme expliqué précédemment.

Une étude menée par l'Université de Pennsylvanie a démontré qu'un régime quotidien à base de fruits à coque contribuait à réduire la pression artérielle basale (au repos) et à mieux gérer le stress.

De plus, selon une étude de l'Université de Harvard, il a été prouvé que les fruits à coque et leurs composants peuvent réduire le risque de diabète de type II.

Safran

Cette espèce indigène de La Mancha agit comme un anti-inflammatoire et aide à réduire les symptômes de l'arthrite. Des études ont montré que la crocine, l'un des principaux composés du safran, possède des propriétés anti-inflammatoires, antioxydantes et anti-prolifératives et constitue la couleur rouge caractéristique du safran. Il est donc très efficace pour les personnes souffrant de douleurs articulaires.

En tant qu'incroyable baume, le safran possède non seulement des propriétés anti-inflammatoires, mais peut également contribuer à renforcer les capacités du cerveau, parmi de nombreux autres avantages. De plus, son goût est addictif.

Brocoli

C'est un aliment de base sur toutes les listes de produits diététiques et il mérite une place parmi les meilleurs aliments anti-inflammatoires. En effet, il contient une molécule appelée sulforaphane, qui aide à soulager les douleurs articulaires et à réduire les symptômes de la polyarthrite rhumatoïde.

Dans l'étude "Clinical and molecular evidence of human consumption of broccoli, sulforaphane and sulforaphane" publiée dans "Hospital Nutrition", les "paramètres cliniques de la glycémie et des profils lipidiques et le stress oxydatif" ont été observés.

Agrumes et vitamine C

Notre système immunitaire ne semble jamais avoir assez de vitamine C. Les oranges, le pamplemousse et d'autres agrumes sont riches en vitamine C, qui peut aider à prévenir l'arthrite inflammatoire et les douleurs articulaires. La Fondation pour l'arthrite conseille : "Si vous souffrez d'arthrite, une bonne alimentation peut avoir un impact positif sur votre santé et contribuer à atténuer les symptômes de la maladie."

Selon une étude publiée dans les Annals of Rheumatology, "les personnes qui consomment quotidiennement une grande quantité de vitamine C provenant de fruits et de légumes ont trois fois moins de risques de développer une arthrite que celles qui ont une alimentation peu saine".

Cerises

Le cerisier n'est pas seulement l'un des plus beaux arbres qui existent, il s'avère que la consommation de ses fruits a de grands effets sur les personnes souffrant d'arthrose.

Les anthocyanines contenues dans les cerises ont d'excellentes propriétés anti-inflammatoires, en plus d'être un pigment qui leur donne leur couleur caractéristique. Les avantages sont bien plus nombreux, avec par exemple, le soulagement et la prévention des crises de goutte.

 Vous n'avez pas d'excuses car vous avez mille façons de les consommer. Ces pigments sont également présents dans d'autres fruits rouges et violets, comme les fraises, les framboises, les myrtilles et les mûres.

Selon une étude de Scielo, la consommation de cerises est très efficace à des fins d'atténuation des dommages musculaires et de l'inflammation chez l'homme.

Contrôle de la protéine C-réactive

Plusieurs études scientifiques ont montré que les aliments complets, tels que les pâtes complètes, l'avoine, le riz brun ou les céréales complètes, réduisent les niveaux de protéine C-réactive dans notre sang.

 Cette protéine est liée à un certain nombre de maladies, dont l'arthrite. Elle est envoyée dans la circulation sanguine en réponse à l'inflammation, qui est la façon dont l'organisme protège les tissus lorsqu'une blessure ou une infection survient. En fin de compte, elle est à l'origine de la douleur, de la rougeur et du gonflement de la zone blessée ou affectée.

Ail

En plus d'être l'une des saveurs vedettes de l'été, l'ail fait des merveilles dans la prévention des symptômes et des maladies. C'est également un excellent aliment anti-inflammatoire.

En plus d'abaisser la pression artérielle et de prévenir les maladies cardiaques, il peut également contribuer à réduire les symptômes de gonflement des articulations et à diminuer le risque d'arthrose.

L'ail contient de l'allicine, un liquide jaunâtre que l'on trouve lorsque l'ail est écrasé ou haché. Il possède plusieurs propriétés : anti-inflammatoire, antibactérien, antioxydant et amélioration de la circulation sanguine.

Haricots

Comme l'ont montré les recherches, les légumes secs sont l'un des principaux aliments à inclure dans un régime anti-inflammatoire. Parmi ceux-ci, l'un des plus intéressants est le haricot.

Il est riche en fibres et contribue à réduire le taux de protéine C-réactive, tout comme les aliments complets. Il est également riche en protéines, acide folique, fer, magnésium et potassium, qui renforcent notre système immunitaire.

Betterave rouge

Tout d'abord, la couleur rouge nous montre qu'elle contient des anthocyanes et nous savons déjà qu'ils sont riches en antioxydants. La betterave est également riche en bétaïne, un très bon antioxydant pour prévenir et combattre les réactions inflammatoires.

C'est un légume qui aide à réparer les cellules endommagées, ce qui augmente les niveaux de minéraux tels que le magnésium ou le potassium qui sont nécessaires pour soulager l'inflammation.

Une étude de 2014 a examiné les effets du jus de betterave sur la glycémie. Ces effets ont montré qu'une teneur élevée en néobétanine sur la réponse insulinique précoce chez des personnes en bonne santé, avec une consommation d'environ 225 ml ou un peu moins d'une demi-tasse de jus, entraînait une diminution significative des niveaux de glucose après le repas.

Les antioxydants aident à prévenir les maladies en combattant les radicaux libres qui peuvent affecter les cellules. Les dommages cellulaires causés par les radicaux libres sont appelés stress oxydatif et sont liés à des maladies graves, notamment les maladies cardiaques et le cancer.

Ils possèdent également des composés qui suppriment l'inflammation et sont associés à des conditions médicales graves.

Myrtilles

Les myrtilles sont de petites baies bleu foncé ou rouges au goût sucré et acidulé. Elles appartiennent à la famille des baies et sont considérées comme l'un des fruits les plus sains de la planète.

Elles ont ce statut parce qu'elles sont riches en antioxydants, qui aident à lutter contre le vieillissement prématuré en neutralisant les radicaux libres et en aidant à combattre l'inflammation. Elles sont bonnes pour le cœur, la vue, la mémoire et le régime amaigrissant.

Huile de noix de coco

L'huile de coco est un don de la nature et est excellente pour lutter contre le stress oxydatif et toute inflammation.

Si vous souffrez d'ostéoporose ou d'une inflammation due à l'arthrite, une cuillère à soupe d'huile de coco par jour peut vous être très bénéfique. Outre ses nombreuses autres qualités, c'est également l'un des meilleurs aliments anti-inflammatoires que vous pouvez consommer.

Saumon

Sain, nutritif et délicieux. C'est vrai que ça peut être un peu cher, mais ça vaut vraiment la peine d'en manger une à deux fois par semaine.

Servi avec des asperges et un filet de jus de citron, il constitue un délicieux dîner aux propriétés anti-inflammatoires.

Le saumon est une excellente source d'acides gras essentiels oméga-3.

C'est un aliment excellent pour prendre soin de notre cœur, de nos os et de notre cerveau.

Graines de lin

Les graines de lin sont également une source d'oméga-3, de phytonutriments et d'antioxydants.

Elles contiennent des polyphénols qui préviennent le vieillissement cellulaire, équilibrent les hormones et améliorent la santé du cerveau.

Les graines de lin sont également de bons probiotiques qui soutiennent notre santé digestive et combattent les levures telles que le Candida.

Pensez à les râper et à les saupoudrer sur vos repas. Elles sont l'un des meilleurs aliments anti-inflammatoires que vous devriez également avoir chez vous.

Curcuma

Le curcuma est considéré comme un excellent aliment anti-inflammatoire car il contient de la curcumine, un composé très puissant qui soulage les douleurs associées, par exemple, à la polyarthrite rhumatoïde.

Le curcuma contient une cytokine, un élément efficace pour réduire les marqueurs d'inflammation.

L'une de ses utilisations consiste à remplacer les colorants alimentaires pour donner une teinte jaunâtre à vos aliments. Le curcuma est naturel et plus sain, et il procure de multiples avantages lorsqu'il est consommé.

Gingembre

Le gingembre est une épice ancienne utilisée dans la cuisine et la pharmacopée traditionnelle asiatique. Il est piquant lorsqu'il est frais et chaud lorsqu'il est séché, ce qui augmente son tropisme pour la rate, l'estomac et les poumons, conditionnant particulièrement le fonctionnement de ces organes, ce qui en fait un bon tonique digestif.

Dans notre rédaction, nous vous parlons souvent des bienfaits du gingembre, car c'est un anti-inflammatoire naturel et il est considéré comme adapté pour réduire les douleurs articulaires.

Ananas

Grâce à la bromélaïne, nous pouvons réduire du processus inflammatoire causé par l'arthrite à une simple inflammation de l'estomac causée par une indigestion.

Consommez-le régulièrement et de manière responsable. Vous pouvez même préparer une délicieuse salade avec des épinards, des noix et des morceaux d'ananas qui satisfera vos papilles et prendra soin de votre santé.

Chacun de ces aliments est sain, non seulement pour ce qu'il contient, mais aussi pour ce qu'il génère dans votre organisme, alors mangez de l'ail, n'oubliez pas d'ajouter des haricots pinto à votre assiette, vous avez déjà vu les grands bienfaits de la betterave et assurez-vous que les graines de lin ne sont pas absentes de votre régime hebdomadaire. Mangez sainement, en pensant toujours à réduire l'inflammation et, en peu de temps, vous commencerez à remarquer la différence. Dans le prochain chapitre, je parlerai d'un plan de régime, mais pas avec des recettes en tant que telles, mais le processus que vous pouvez préparer vous-même, avec votre propre style et vos propres goûts, mais à base d'ingrédients anti-inflammatoires.

Chapitre 6 : Plan de régime anti-inflammatoire pour la vie quotidienne

Dans ce chapitre, je veux vous parler de la façon de commencer à changer vos habitudes alimentaires, je ne vous donnerai pas de recettes pour ne pas vous ennuyer, mais je vous expliquerai comment faire votre liste, préparer ce dont vous avez besoin pour commencer à bien manger et avoir l'état d'esprit nécessaire lorsque vous allez au supermarché.

Si vous souhaitez éviter les maladies ou en contrôler certaines grâce à une bonne alimentation, comme le régime anti-inflammatoire, voici quelques conseils à mettre en pratique.

- Consommez des fruits et des légumes tous les jours, en quantité suffisante pour vous apporter des fibres, des antioxydants et des polyphénols aux effets anti-inflammatoires. C'est ce que prouve une étude publiée dans l'International Journal of Vitamin and Nutrition Research.
- Privilégiez le poisson et réduisez la viande dans votre alimentation quotidienne. Le poisson gras est parfait pour apporter à votre organisme des graisses polyinsaturées telles que les oméga-3.

- Utilisez de l'huile d'olive extra vierge comme corps gras principal et vous absorberez beaucoup d'antioxydants.
- Choisissez des céréales complètes et des légumineuses pour obtenir des glucides de qualité et des fibres qui peuvent contrecarrer les effets du stress oxydatif sur l'organisme et contrôler les processus inflammatoires.
- Évitez les aliments ultra-transformés dans l'alimentation courante et privilégiez les aliments frais et de saison.
- Ajoutez une variété d'herbes et d'épices à vos plats pour ajouter du goût, des nutriments et des antioxydants.
- Ajoutez à votre alimentation des noix et des graines, qui sont une excellente source de graisses insaturées, de fibres et d'antioxydants.

Liste de courses

Lorsque vous allez au supermarché, notez ces ingrédients indispensables sur votre liste :

- Lorsque vous passez par l'espace poisson et viande, vous devez choisir ceux qui sont bons pour vous, comme les sardines, le thon, les anchois, le maquereau, le hareng et le saumon.
- Ensuite, lorsque vous passez avec votre chariot dans la zone des fruits, choisissez des fraises, des cerises, des myrtilles, des pommes, des

grenades, des oranges et des citrons, selon la saison.

- Les légumes tels que les épinards, les brocolis, les autres légumes verts à feuilles, les tomates, l'ail et les oignons ne sont qu'à quelques pas.
- En ce qui concerne les autres viandes, prenez des viandes maigres comme la dinde et le poulet.
- Comme vous devez consommer des graisses, vous devez choisir celles qui sont de haute qualité et saines, comme l'huile d'olive extra vierge et l'huile d'arachide, achetez-les auprès de marques reconnues et non dans des magasins de détail.
- Incluez une bonne quantité de légumes secs dans votre liste.
- Dans la zone des céréales, n'oubliez pas l'avoine, l'orge et le son.
- Prenez une boîte d'œufs et ajoutez-la au chariot.
- Il vous faut également des noix, comme les amandes, les noix, les graines de citrouille et de lin.
- Enfin, pensez au curcuma et au safran.

Le régime méditerranéen est un modèle d'alimentation qui complète l'activité physique et le climat des pays bordant la mer Méditerranée, et présente plusieurs avantages pour la santé. Il peut aller de pair avec le régime anti-inflammatoire. Si vous ne savez pas ce que c'est, je vais vous en parler un peu.

En termes d'alimentation, le régime méditerranéen est basé sur des ingrédients issus de l'agriculture locale des pays au climat méditerranéen (principalement l'Espagne et l'Italie). Il consiste à réduire la consommation de viande et de glucides au profit d'aliments d'origine végétale et de graisses monoinsaturées.

Les denrées alimentaires de base qui le composent

Les ingrédients recommandés sont les légumes et les haricots, les fruits, le poisson, les viandes blanches, les pâtes, le riz et les noix, ainsi que le vin avec modération. Un autre produit fortement recommandé est l'huile d'olive, qui réduit le risque d'obstruction des artères grâce à son acide oléique et à ses graisses végétales, et qui a une teneur élevée en caroténoïdes et en vitamines E. Le régime méditerranéen privilégie la consommation d'huile d'olive par rapport aux autres types de matière grasse, notamment le beurre. Les produits tels que la viande rouge, les sucreries et les œufs sont également rares.

Le régime méditerranéen tient compte des recettes typiques de ces lieux, réalisées avec des produits de saison, ainsi que des méthodes de cuisson traditionnelles et d'autres facteurs culturels, tels que les habitudes, les traditions et les célébrations des repas partagés en famille ou entre amis.

Avantages pour la santé

Les avantages de ce régime pour la santé sont encore plus marqués lorsqu'il est associé à une activité physique. Cela doit être modéré, mais si possible au moins 30 minutes à chaque séance, 5 jours par semaine. S'il se complique avec le temps, il doit être effectué aussi régulièrement que possible. La marche rapide, la course à pied, la natation ou le vélo sont recommandés, mais vous pouvez également utiliser tout autre exercice ou activité qui permet de brûler des calories et des graisses, ainsi que d'assurer un entretien optimal du corps. En tant que tel, ce régime aide à la perte de poids, au contrôle la pression sanguine et contre l'hypercholestérolémie, et ralentit le déclin cognitif. Une activité physique régulière peut également prévenir des maladies chroniques telles que le diabète ou la maladie d'Alzheimer.

Suivre un régime méditerranéen peut améliorer le fonctionnement de divers organes tels que les reins et le cœur, tout en aidant à contrôler le poids et à accroître le sentiment de bonne santé. Il a également été constaté que les personnes qui s'étaient engagées dans un traitement contre le cancer présentaient un taux de mortalité inférieur à celui des personnes originaires des pays du Nord ou des Américains qui avaient tendance à abuser des fast-foods, des plats préparés et des graisses.

Ce modèle alimentaire a été transmis de génération en génération en Méditerranée pendant des siècles, évoluant et adoptant de nouveaux aliments et de nouvelles méthodes de préparation, mais conservant les propriétés et les caractéristiques qui en font un modèle de vie sain accessible aux personnes de tous âges et de toutes conditions. Ces produits sont faciles à obtenir et à préparer, et il existe d'innombrables recettes, simples ou complexes, pour tirer le meilleur parti de ce régime. En outre, son importance pour le bien-être personnel va au-delà d'une alimentation variée, saine et équilibrée. Il faut également noter qu'il est pauvre en graisses saturées et en sucre, et qu'il est riche en vitamines et en fibres, ce qui lui permet d'être riche en antioxydants.

Quant aux règles du régime anti-inflammatoire, il faut savoir qu'il doit s'agir d'une rotation et d'une variété d'aliments différents. Il est important de ne pas devenir obsédé par un aliment, même s'il est sain. Par exemple, si vous mangez trop de brocolis, vous finirez par créer un excès de gaz ou par ne pas obtenir les nutriments dont vous avez besoin.

Il faut également prendre des probiotiques, c'est-à-dire les bonnes bactéries et levures qui vivent dans l'intestin et génèrent des effets positifs pour l'équilibre écologique intestinal. Vous pouvez les trouver dans des compléments que vous pouvez prendre à jeun et dans certains aliments comme les aliments fermentés, le kéfir, le miso ou le kombucha, qui est une boisson fermentée facile à préparer et qui présente de nombreux avantages.

Une autre astuce consiste à boire un verre d'eau chaude avec le jus d'un demi-citron à jeun. Il s'agit d'une boisson thermogénique classique qui active et améliore le métabolisme, tout en stimulant et en purifiant le foie. Vous pouvez ajouter du vinaigre de cidre de pomme, du curcuma, du gingembre ou du poivre de Cayenne. Le poivre de Cayenne a un effet thermogénique lui aussi qui accélère le métabolisme.

Vous devez également consommer des oméga 3 dans votre alimentation, soit sous forme de complément avec deux gélules par jour, soit directement par votre consommation. Vous pouvez les trouver dans les algues avec moins de contamination et vous pouvez les ajouter aux graines de lin ou de chia.

Je vous recommande de prendre une cuillerée par jour, essayez de bien la mâcher ou de l'écraser au préalable. Vous pouvez consommer du saumon, du chanvre, des algues, de l'huile d'olive, des noix et de l'avocat. Si vous optez pour le poisson, il est préférable d'utiliser des petits poissons comme les anchois, les sardines et ceux que j'ai nommés tout au long de cet ouvrage.

Buvez des tisanes tous les jours, elles ont des antioxydants et un grand pouvoir anti-inflammatoire. Vous pouvez consommer du thé au gingembre, du thé vert, du thé de mars ou encore du rooibos. C'est délicieux avec du lait d'avoine et contient 10 à 30 fois plus de catéchines que le lait de vache. Si vous consommez du thé vert, faites-en un thé vert classique.

L'idée est que la base de votre alimentation doit être aussi naturelle que possible, je recommande des aliments entiers, frais, colorés et d'origine animale.

Évitez autant que possible les antibiotiques, n'oubliez pas qu'ils causent le plus de dommages à la flore intestinale.

Achetez de la viande biologique, afin d'être sûr que les animaux n'ont pas été traités aux hormones ou aux antibiotiques.

Je voudrais maintenant vous donner quelques idées de repas, pas une série de recettes, mais des idées seulement pour que vous puissiez ensuite faire des combinaisons selon votre créativité.

Par exemple, pour le petit-déjeuner, vous pouvez préparer un Big Green Smoothie avec une tasse de lait d'amande, quelques épinards, une demi-banane congelée, une demi-tasse d'ananas, deux cuillères à café de chia et une cuillère à café de crème d'amande. Vous mixez tous les ingrédients et ajoutez un nappage de flocons de noix de coco, de cannelle et de trois noix de cajou concassées.

Vous pouvez également préparer un jus vert avec un quartier d'orange, des épinards et une carotte. Mixez le tout et ajoutez un peu de Stevia.

Pour le déjeuner, vous préparez du riz et des nouilles aux haricots avec du poivron, des asperges, de l'oignon et de la carotte. Vous coupez les poivrons, la carotte et l'oignon très finement, vous les faites rôtir dans une poêle avec un soupçon d'huile de coco ou d'olive. Ajoutez les asperges jusqu'à ce qu'elles soient dorées, ajoutez un peu de soja et de jus de citron. Mélangez ensuite une tasse de nouilles de riz et une demi-tasse de haricots préalablement cuits dans l'eau et servez chaud.

Pour le goûter, vous pouvez préparer une crêpe de riz avec une cuillerée de crème d'amande, coupez quelques fraises et ajoutez de la cannelle. Une tasse d'eau de coco plus 10 amandes, ou quelques barres de pommes avec de la crème d'amande, des noix hachées avec de la stévia et de la cannelle.

Une autre idée de recette peut être la suivante : vous pouvez vous faire une demi-banane avec une cuillerée de crème d'amande. Vous pouvez manger une pomme verte avec des dés de concombre, une cuillère à café de chia, le jus d'un citron, du gros sel et une pincée de poivre de Cayenne.

Vous pouvez également préparer un pudding au chia avec une demi-tasse de lait de coco et trois cuillères à soupe de graines de chia. Laissez reposer pendant un quart d'heure, ajoutez de la stévia et un kiwi coupé en dés en guise de garniture.

Pour le dîner, combinez des légumes sautés avec de l'huile de coco, du gros sel, du sésame et du piment de cayenne. Vous pouvez aussi, selon vos goûts, ajouter du tofu grillé mariné avec du vinaigre balsamique, de la ciboulette et de l'ail.

Si vous avez plutôt envie d'un repas frais et léger, vous pouvez opter pour une salade de quinoa avec de l'avocat, des poivrons, des concombres hachés et une vinaigrette d'huile d'olive, de citron et de tamari.

Vous pouvez également vous préparer de la soupe au potiron et de la salade de tomates cherru, accompagnée d'olives Kalamata, d'asperges et d'avocat. Vous pouvez couper les tomates en deux, les olives en rondelles et l'avocat en carrés. Mélangez le tout et assaisonnez avec une cuillère à soupe d'huile d'olive, du gros sel et du vinaigre balsamique, ajoutez un peu de feta ou de fromage de chèvre.

Comme vous l'avez vu, il existe de nombreuses façons de combiner ces ingrédients sains, il suffit simplement d'être créatif. Comme vous pouvez le constater, vous mangez délicieusement et sainement.

Comment se préparer mentalement à faire les courses ?

La création de nouvelles habitudes alimentaires n'est pas seulement une question de volonté : les pensées jouent un rôle clé tant dans la motivation initiale que dans l'intégration de nouveaux comportements dans la vie quotidienne.

Miguel Bettin, docteur en psychobiologie de l'Université Complutense de Madrid et directeur de FundaCreSer, une fondation pour le traitement des personnes souffrant de troubles alimentaires, a expliqué que l'esprit est fondamental pour créer de nouvelles habitudes, car celles-ci sont le résultat d'une structure mentale incarnée dans un comportement.

Ces habitudes sont souvent si ancrées dans la pensée et le comportement que tenter de les changer peut s'avérer être une tâche décourageante. Comme le disent les experts, "il n'y a rien de plus difficile pour un être humain que de changer ses habitudes". Heureusement, ce n'est pas impossible. Et pour y parvenir, les idées doivent devenir des alliées.

Une partie de ce processus commence par la reconnaissance de l'existence d'un problème à résoudre et la pleine conviction qu'il est nécessaire de le faire. Pour cela, la motivation est importante. Les circuits de motivation se trouvent dans le cerveau ainsi que dans les processus mentaux, et pour les activer, il peut être utile d'avoir des pensées positives, par exemple en imaginant ce que l'on va réaliser, en se visualisant dans le futur en meilleure santé, plus mince, avec de nouveaux vêtements, plus léger.

Cette conviction et cette volonté initiales sont si importantes que les personnes qui viennent à son cabinet et qui sont contraintes de suivre un régime plutôt que de faire leurs propres choix, ne parviennent souvent pas à changer leur façon de s'alimenter.

Il est important de noter que certaines personnes, quelle que soit leur volonté, ne sont simplement pas capables de se motiver et de s'encourager. L'aide professionnelle d'un médecin ou d'un psychologue peut être la bienvenue.

Pour maintenir la motivation sur un plus long terme, on utilise des renforçateurs positifs qui aident le cerveau, comme la recherche d'éléments qui signifient un progrès dans le processus, la reconnaissance de ses propres réalisations et le fait de voir le verre à moitié plein plutôt que le verre à moitié vide.

Vous avez déjà vu que manger sainement n'est pas ennuyeux, au contraire, vous pouvez préparer des dîners délicieux et remplis de nutriments, vous pouvez commencer à réduire votre inflammation et en même temps vous vous éloignerez des possibilités de toutes les maladies que nous avons vues dans les chapitres précédents. Vous voulez vous améliorer physiquement

? Changez ce que vous mangez, faites des recherches sur la nourriture et ayez des recettes que vous aimez mais qui sont saines.

Dans le prochain chapitre, je vous parlerai des compléments alimentaires et de la manière de les intégrer dans votre vie quotidienne.

Chapitre 7 : Les compléments alimentaires et leur utilisation

Les compléments alimentaires sont ce que vous prenez pour améliorer votre santé et votre bien-être, et ce qui complète vos besoins nutritifs à côté de votre alimentation. Il s'agit notamment de vitamines, de minéraux et de plantes. La façon la plus courante de les prendre est sous forme de gélules. Vous pouvez également les obtenir sous forme de poudre, d'aliments ou de boissons. Il faut cependant noter que les compléments ne sont pas destinés à guérir des maladies ou des problèmes de santé.

Les vitamines et les minéraux sont appelés micronutriments. Ils nourrissent le corps et l'aident à rester en bonne santé. Vous pouvez les obtenir en consommant de nombreux aliments dans votre alimentation quotidienne. Cela permet à l'organisme de les absorber correctement.

Vous devez essayer de manger une variété d'aliments sains tels que des fruits, des légumes, des viandes maigres et du poisson. Si vous ne le faites pas, vous risquez de ne pas obtenir tous les micronutriments dont votre corps a besoin. Prendre une multivitamine peut aider. Cependant, rien ne prouve qu'ils contribuent à réduire le risque de cancer ou de maladie cardiaque.

Les personnes qui peuvent bénéficier d'une multivitamine sont les suivantes :

- Les femmes enceintes ou qui cherchent à le devenir.
- Les femmes qui allaitent et celles qui ont de nombreuses menstruations.
- Celles qui traversent la ménopause.
- Les personnes qui ne mangent pas de produits animaux, y compris les végétaliens et les végétariens.
- Les personnes qui ont subi un pontage gastrique pour perdre du poids.
- Les personnes ayant des maladies de l'estomac, du foie, du pancréas ou de la vésicule biliaire.
- Les personnes ayant des problèmes inflammatoires, qu'ils cherchent à apaiser en les associant à un bon régime alimentaire.

Selon le ministère américain de l'agriculture (USDA), les adultes américains ne consomment peut-être pas assez des micronutriments énumérés ci-dessous.

Voici quelques exemples journaliers :

- **Calcium :** il faut environ 1000 mg de calcium pour les hommes et les femmes âgés de 31 à 50 ans. 1000 mg pour les hommes et les femmes entre 51 et 70 ans ; 1200 mg pour les personnes de plus de 70 ans.

- **Fibres :** pour les femmes 25 grammes, pour les hommes 38 grammes.
- **Acide folique :** vous avez besoin de 400 microgrammes.
- **Fer :** 8 mg pour les hommes et les femmes de plus de 51 ans et 18 mg pour les femmes âgés de 19 à 50 ans.
- **Magnésium :** il faut 320 mg pour les femmes de plus de 50 ans. 420 mg pour les hommes de plus de 50 ans.
- **Potassium :** 4700 mg pour les personnes de plus de 50 ans.
- **Vitamine A :** il faut 2310 unités internationales pour les femmes, 3000 unités internationales pour les hommes.
- Vitamine B12 : 2,4 mcg.
- **Vitamine C :** 75 mg pour les femmes. 90 mg pour les hommes.
- **Vitamine D :** 600 UI et 800 UI pour les hommes et les femmes de plus de 70 ans.
- Vitamine E : 15 mg.

Il existe des centaines d'autres suppléments parmi lesquels vous pouvez choisir. Ils promettent de traiter divers symptômes. Cependant, les preuves à l'appui de ces affirmations font souvent défaut. Parmi les herbes les plus populaires nous pouvons citer l'ail notamment.

Ail

Manger de l'ail régulièrement peut améliorer la circulation sanguine car il provoque une vasodilatation, qui augmente le diamètre des vaisseaux sanguins de sorte que le sang circule plus facilement, ce qui fait baisser la pression artérielle.

Une autre propriété de l'ail est qu'il stimule la muqueuse gastro-intestinale, ce qui entraîne une augmentation des sécrétions digestives et de la bile. Il en résulte une meilleure préparation du tube digestif à la digestion des aliments.

Une étude de la Washington State University (USA) publiée dans le Journal of Antimicrobial Chemotherapy a conclu que le sulfure de diallyle, un composé présent dans l'ail, est efficace contre le Campylobacter, l'une des causes les plus courantes d'infections intestinales. L'effet est d'ailleurs 100 fois supérieur à celui des antibiotiques populaires.

Plusieurs études menées par l'unité d'épidémiologie de l'Institut norvégien de santé publique ont montré que la consommation de fruits à coque et de légumes, tels que l'ail, peut réduire le risque de naissance prématurée car ils protègent contre les infections microbiennes pendant la grossesse.

Coenzyme Q10

La coenzyme Q10, également connue sous le nom d'ubiquinone, est une molécule produite naturellement par l'organisme qui est responsable de l'augmentation de la vitalité et de l'énergie, ainsi que de la promotion des fonctions musculaires et cardiaques.

Cette molécule agit comme un antioxydant, transformant les nutriments que nous ingérons par notre alimentation en énergie et protégeant le corps des radicaux libres.

Il faut savoir qu'à partir de 30-35 ans, le niveau de CoQ10 dans l'organisme diminue en raison de facteurs tels que le vieillissement, le stress, le tabagisme ou certains médicaments. C'est à ce moment-là que la prise de vitamines contenant cet ingrédient devient nécessaire pour assurer une vie stable et saine.

Mais pourquoi le corps arrête-t-il de la produire ? Cela peut être dû à un apport alimentaire insuffisant, à un taux métabolique élevé ou à une surexposition (comme les radiations ou la pollution), à des carences nutritionnelles ou à la prise de médicaments contre le cholestérol, etc.

La coenzyme Q10 présente un certain nombre d'avantages, mais je tiens à souligner ceux-ci :

- Elle augmente l'oxygène dans le corps, ce qui est bénéfique pour les exercices d'endurance en aérobie.

- Elle aide à la perte de poids en stimulant de manière significative le métabolisme.
- Elle améliore les symptômes des patients souffrant d'insuffisance cardiaque.
- Elle renforce la fertilité masculine et améliore la mobilité et la qualité des spermatozoïdes.
- Elle aide à prévenir les complications chez les personnes obèses, comme la stéatose hépatique.
- Elle améliore la capacité du système immunitaire et combat la fatigue.
- Elle soulage les maux de tête en améliorant la fonction mitochondriale et en réduisant l'inflammation qui peut se produire pendant les migraines.
- Du côté de la peau, les produits contenant du CoQ10 pénètrent dans les cellules de la peau, réduisant les rides et lissant les ridules.

Sulfate de chondroïtine.

Le sulfate de chondroïtine est une substance chimique présente dans le cartilage humain et animal. Il est généralement ingéré par voie orale avec de la glucosamine ou d'autres ingrédients pour traiter l'arthrose.

Le sulfate de chondroïtine est l'un des éléments constitutifs du cartilage. Dans l'arthrose, le cartilage des articulations se dégrade. Le sulfate de chondroïtine par voie orale peut ralentir cette dégradation. Il est généralement fabriqué à partir de sources animales telles que le cartilage de requin et de bovin. Il peut également être fabriqué en laboratoire.

Le sulfate de chondroïtine est utilisé pour l'ostéoarthrite et la cataracte. Il est généralement utilisé avec d'autres ingrédients tels que l'ascorbate de manganèse, l'acide hyaluronique, les peptides de collagène ou la glucosamine. Le sulfate de chondroïtine est également utilisé pour de nombreuses autres affections, mais il n'existe pas de preuves scientifiques solides à l'appui de ces utilisations.

Enzymes digestives

Les mots "enzymes digestives pour la perte de poids" ou "enzymes brûle-graisses" sont devenus très populaires, à juste titre, mais savez-vous vraiment ce que sont les enzymes digestives ? Les enzymes digestives sont des molécules présentes dans notre organisme qui sont chargées de décomposer les polymères, les grosses molécules présentes dans les aliments. Grâce aux enzymes, l'absorption des nutriments dont notre corps a besoin est plus rapide et plus facile.

Pour transformer les cornichons ou les pommes de terre en vitamines, minéraux, acides aminés, sucres et autres composants dont le corps a besoin et qu'il utilise, notre système digestif doit décomposer les aliments et les convertir en nutriments. Les enzymes digestives en sont responsables et sont produites lorsque nous digérons.

Le processus commence dans la bouche et se poursuit dans l'estomac, mais la partie la plus active du processus est réalisée par les enzymes digestives produites par le pancréas et l'intestin grêle.

Echinacea.

L'un des bienfaits les plus connus de l'échinacée est la lutte contre le rhume, à la fois pour le prévenir et pour en réduire l'intensité et la durée. Il existe de multiples études visant à vérifier cet effet, avec des résultats variables. Il y a dix ans, un article de synthèse a été publié, confirmant l'utilité des suppléments d'échinacée dans le traitement des rhumes causés par les rhinovirus. On a découvert qu'il avait la capacité d'aider à réduire l'incidence et la durée du rhume. Toutefois, cette publication présente certaines limites et la recherche sur l'échinacée se poursuit avec des critères plus stricts et des résultats incohérents.

Ginseng

Il existe de nombreux types de ginseng, certains ont des racines ligneuses et d'autres ont une texture charnue.

La racine est l'élément le plus médicinal de la plante et peut être achetée séchée, entière ou coupée en tranches.

L'utilisation des feuilles de ginseng est plus limitée.

La racine de ginseng asiatique contient des composés actifs appelés ginsénosides, qui seraient à l'origine des propriétés médicinales de cette plante.

Les racines sont séchées et utilisées pour fabriquer des extraits de thé, des capsules ainsi que des crèmes et autres préparations topiques.

Le ginseng américain, comme le ginseng asiatique, est censé donner plus d'énergie, réduire le taux de sucre dans le sang et diminuer le cholestérol sanguin. Ils contribuent à la relaxation, aident à lutter contre le diabète et traitent les dysfonctionnements sexuels masculins.

Avantages du ginseng pour la santé

- Cancer : plusieurs études ont montré que le ginseng asiatique peut réduire le risque de certains types de cancer. Les personnes qui prennent du ginseng ont un risque plus faible de développer un cancer du poumon, du foie, du pancréas, des ovaires et de l'estomac. Plusieurs études ont montré que le ginseng asiatique peut également ralentir ou arrêter la croissance des tumeurs.
- Fournisseur d'énergie : le ginseng aide à stimuler l'activité physique et mentale des personnes faibles et fatiguées. Une

125

étude de la Mayo Clinic a montré que le ginseng donnait de bons résultats pour aider les patients atteints de cancer à réduire leur fatigue.

- Fonction cognitive : le ginseng améliore la réflexion et les capacités cognitives.
- Effets anti-inflammatoires : le ginseng possède sept constituants, les ginsénosides, qui peuvent avoir des effets immunosuppresseurs.
- Anticarcinogène : le ginseng peut contenir des substances anticarcinogènes. Des études de population menées en Asie ont montré que la consommation de cette plante peut réduire le risque de cancer.
- Dysfonctionnement érectile : les hommes peuvent prendre du ginseng pour traiter le dysfonctionnement érectile.
- Santé cardiaque : le ginseng asiatique semble être un antioxydant. Les antioxydants aident à débarrasser l'organisme des radicaux libres, qui peuvent endommager l'ADN et entraîner des maladies cardiaques, le diabète et d'autres maladies. Il réduit également le taux de mauvais

cholestérol et augmente le bon cholestérol.

Gingko biloba

Historiquement, le ginkgo biloba a été utilisé à des fins thérapeutiques, notamment en Chine, pour traiter diverses affections. L'un des avantages de ses principes actifs est la prévention et le traitement de la maladie d'Alzheimer. Cependant, il n'existe aucune preuve scientifique de son efficacité dans la prévention et le traitement de tout type de démence. "La seule indication dans ce domaine autorisée par l'Agence européenne des médicaments (EMA) est l'amélioration des troubles cognitifs liés à l'âge et de la qualité de vie dans la démence", note Rubio. Il est utilisé chez certains patients atteints de démence légère pour améliorer les symptômes, mais il n'arrête pas la progression de la maladie.

Ce sont d'autres problèmes et affections qui sont traditionnellement traités par le Ginkgo biloba, malgré l'absence d'un soutien médical et scientifique adéquat :

- L'anxiété.
- Diverses fonctions mentales : amélioration de la mémoire, de la vitesse de réflexion ou de la concentration, etc.
- Problèmes de vision chez les personnes atteintes de diabète.

- Le syndrome prémenstruel.

Glucosamine

La glucosamine, un sucre aminé naturellement synthétisé à partir du glucose, joue un rôle clé dans la formation du cartilage articulaire. La glucosamine est présente dans presque tous les tissus humains, bien qu'on la trouve en plus grande concentration dans le foie, les reins et le cartilage.

La glucosamine est nécessaire à la formation des surfaces articulaires, des tendons, des ligaments, du liquide synovial, de la peau, des os et des ongles. Elle est également importante pour la formation des vaisseaux sanguins et la sécrétion de mucus dans certains organes tels que les systèmes digestif et respiratoire. La glucosamine est également nécessaire à la synthèse de composés tels que les glycolipides, les hyaluronates, les glycosaminoglycanes et les glycoprotéines.

Probiotiques

Si la consommation de probiotiques a des effets positifs sur l'ensemble du corps, voici 6 avantages spécifiques pour les personnes qui incluent régulièrement des probiotiques dans leur alimentation.

Combattre l'obésité et le diabète

Plusieurs études ont confirmé que la consommation de probiotiques peut contribuer à améliorer le métabolisme du glucose et des graisses.

Ils contribuent à votre santé émotionnelle

La prise de probiotiques peut contribuer à réduire le stress. Nous savons déjà que le cerveau et l'intestin sont connectés. Ingérer les bonnes bactéries peut aider à favoriser la relaxation. Ils contribuent également à prévenir l'anxiété et la dépression.

Les probiotiques protègent le foie

Le foie est un important filtre pour les toxines présentes dans l'organisme. Plusieurs de nos fonctions les plus fondamentales en dépendent, il est donc primordial de le garder en bonne santé et en bon état.

Il est recommandé de consommer quotidiennement du yaourt de soja ou tout autre yaourt d'origine végétale contenant des Lactobacillus bulgaricus et thermophilus, les deux bactéries responsables de la transformation du lait en yaourt. Cela permet de réparer les dommages causés au foie avant qu'ils ne deviennent une maladie.

Prévenir les rhumes

Les enfants qui recevaient le plus de probiotiques avaient un taux plus faible de rhumes et de grippes, et s'ils recevaient des probiotiques, leurs symptômes étaient plus légers et moins durables.

Les probiotiques combattent les effets secondaires des antibiotiques

Lorsque nous prenons des antibiotiques, nous sommes souvent confrontés à des effets secondaires désagréables. Si les antibiotiques combattent les bactéries nocives, ils détruisent également les bonnes bactéries qui vivent dans nos intestins, ce qui peut entraîner un inconfort intestinal ou un déséquilibre des populations bactériennes.

La prise de probiotiques avec les antibiotiques protège notre flore naturelle et évite les effets secondaires désagréables des antibiotiques.

Soulage le syndrôme du côlon irritable
Si vous souffrez de gênes intestinales fréquentes, du syndrome du côlon irritable ou de douleurs abdominales, la prise de probiotiques peut contribuer à soulager ces symptômes. On constate moins de douleurs, de ballonnements et de gaz chez les patients atteints du syndrome du côlon irritable prenant des probiotiques.

Millepertuis.

Le millepertuis, également connu sous le nom d'Hypericum, est utilisé comme plante médicinale depuis la Grèce antique. Les premières études et enquêtes conservées aujourd'hui datent de cette époque.

Elle aide notamment à réduire les effets de l'anxiété et de la dépression.

Une infusion de cette plante est recommandée pour l'insomnie, la nervosité, l'anxiété et le stress. Les problèmes de sommeil sont l'un des effets les plus notoires de l'isolement sur les personnes. Par conséquent, boire deux à trois tasses de cette plante peut aider à contrôler l'inconfort causé par un manque de sommeil ou un mauvais repos.

Il est également souvent utilisé pendant la ménopause pour réduire l'inconfort et réguler l'humeur à ce moment-là, mais également pour traiter la gastrite et pour accompagner le sevrage tabagique.

Lorsque nous parlons des avantages de l'utilisation de certaines plantes à des fins médicinales, nous le faisons uniquement à des fins pédagogiques. Il est essentiel que chaque fois que vous les utilisez, vous le fassiez sous la supervision d'un médecin ou d'un professionnel, afin qu'il recommande non seulement le dosage mais aussi le traitement qui l'accompagne, et que vous soyez toujours sous son contrôle.

La façon la plus courante de consommer le millepertuis est sous forme d'infusion. Ajoutez une cuillère à soupe de fleurs séchées dans une casserole d'eau bouillante, laissez infuser pendant 5 minutes, puis filtrez. Une autre option est la teinture de millepertuis, que l'on trouve dans les magasins de produits naturels, et dont il suffit de mettre quelques gouttes dans de l'eau. Il existe également des huiles et des crèmes à base de millepertuis si vous souhaitez profiter de ses bienfaits en externe.

Consultez votre médecin avant de commencer à prendre des compléments alimentaires. Il ou elle peut vous indiquer les avantages et les risques liés à leur utilisation. Assurez-vous qu'il ou elle sait tout ce que vous avez pris. Cela inclut tous les médicaments, qu'ils soient prescrits ou en vente libre. En effet, certains médicaments et compléments alimentaires peuvent avoir des réactions négatives ensemble. Lisez la liste des ingrédients du complément pour vous assurer que vous savez ce qu'il contient. Ne prenez pas plus que la dose recommandée sur l'étiquette, sauf si votre médecin l'approuve. Ce n'est pas parce que le complément est annoncé comme naturel qu'il est sûr et qu'il ne peut être néfaste en surdose.

Parlez-en à votre médecin si vous pensez que vous ne consommez pas assez de vitamines et de minéraux dans votre alimentation. Il ou elle peut vous aider à déterminer les micronutriments dont vous avez besoin. Votre médecin peut également vous recommander des compléments alimentaires. Cela dépendra de votre état de santé général et de votre mode de vie. Les suppléments peuvent causer des problèmes avec le traitement du cancer ou la chirurgie par exemple. Votre médecin saura s'ils interagissent avec l'un de vos problèmes de santé.

Les aliments riches en vitamines E et en bêta-carotène en sont un bon exemple. En effet, l'USPSTF (U.S. Preventive Services Task Force) et l'AAFP (American

Academy of Family Physicians) recommandent de ne pas prendre de vitamine E ou de bêta-carotène pour prévenir les maladies cardiaques et le cancer du poumon et d'éviter également le bêta-carotène. Il augmente le risque de cancer du poumon.

Les entreprises pharmaceutiques suivent les règlements de la Food and Drug Administration (FDA). Certains fabricants de compléments alimentaires suivent les normes de qualité de la convention de la pharmacopée des États-Unis (USP). Cela signifie qu'ils testent volontairement leur produit. Une entreprise extérieure vérifiera la qualité et la pureté de leurs produits avant de les vendre. Ces compléments présentent des références supplémentaires sur leurs étiquettes. Recherchez les indications : "USP Verified" ou "ConsumerLab.com Approved Quality".

Les compléments alimentaires sont généralement sans danger tant qu'ils ne sont pas utilisés de manière excessive. C'est particulièrement vrai pour les vitamines liposolubles A et E. Vérifiez l'apport journalier recommandé (AJR) sur l'étiquette. Une prise excessive peut entraîner des effets secondaires néfastes.

Cependant, certains compléments alimentaires à base de plantes peuvent ne pas être sûrs. Ils peuvent contenir des ingrédients non répertoriés qui pourraient vous rendre malade. Les médicaments hors AMM peuvent inclure des stéroïdes ou des œstrogènes. Les produits peuvent même contenir des substances toxiques ou vénéneuses. Les exemples incluent l'arsenic, le mercure, le plomb et les pesticides. Les suppléments doivent être retirés de la vente s'il s'avère qu'ils contiennent des ingrédients toxiques, mais il faut toujours vérifier.

Le plan est que vous les intégriez et les consommiez par vous-même, car chacun d'entre eux a des bienfaits pour votre corps et ce travail consiste davantage à apprendre le processus afin de pouvoir purifier votre corps et vous nourrir mieux à tous points de vue, plutôt que de parler du régime anti-inflammatoire. Dans le prochain chapitre, je vous expliquerai comment préparer vos aliments tout en préservant au maximum leurs propriétés.

Chapitre 8 : Comment préparer les aliments en préservant au mieux leurs propriétés ?

L a consommation régulière des mêmes aliments renforce vos goûts, et conforte votre palais dans ses habitudes alimentaires. Vous appréciez alors plus les aliments que vous consommez souvent. Cela doit aller de pair avec des pratiques qui permettent de préserver la fonction principale des aliments, qui est de vous nourrir, car la façon dont vous stockez, coupez et cuisez le produit peut réduire la quantité de nutriments. Dans ce chapitre, je vous explique comment préparer les aliments de manière à préserver leur valeur nutritionnelle.

- Le premier point est qu'il ne faut pas faire bouillir les légumes plus de 5 minutes et éviter de les mettre à haute température avec un feu très vif. Les vitamines hydrosolubles se dissolvent dans l'eau. La mauvaise nouvelle, c'est que la plupart des vitamines contenues dans les légumes sont hydrosolubles et qu'une exposition prolongée à la chaleur peut également détruire la vitamine C et la vitamine B1, notamment.

- Il est également bon de consommer l'eau utilisée pour la cuisson des légumes. Si vous avez cuit les légumes dans l'eau, essayez de la réutiliser, car de nombreuses vitamines y restent.

- Vous devez bien cuire les céréales. Les protéines des céréales augmentent lorsqu'elles sont cuites, et certaines comme l'avoine augmentent même leur biodisponibilité, ce qui signifie que vous serez en mesure d'absorber davantage de nutriments.

- Lorsque vous préparez les pommes de terre, faites-les cuire dans leur peau. Même si vous ne la mangez pas forcément avec la pomme de terre, elle l'empêche d'absorber l'humidité et de perdre des nutriments. Faites-les cuire entiers et enlevez la peau une fois qu'elles sont cuites.

- Utilisez des emballages opaques. Utiliser des emballages opaques lorsque vous conservez des légumes frais ou des aliments pré-traités empêche le contact avec la lumière d'avoir un impact sur la quantité de nutriments.

- Congelez les légumes qui ne seront pas consommés dans un court laps de temps. En dernier recours, congelez les légumes. Lorsque les fruits et légumes restent trop longtemps au réfrigérateur, leur qualité se détériore. Ce n'est que dans ces cas qu'il est plus approprié de congeler les légumes que de les laisser mûrir ou de les gaspiller.

- Essayez de ne pas frire. Si vous faites frire les aliments, vous ajoutez des graisses et modifiez leurs propriétés nutritionnelles. Dans la mesure du possible, optez pour des aliments qui ont été grillés ou poêlés plutôt que frits dans l'huile.

- Mettez quelques gouttes de citron ou de vinaigre dans les recettes qui vous permettent de le faire. Certaines vitamines se conservent mieux dans des espaces légèrement acides. Quelques gouttes de citron ou de vinaigre feront l'affaire.

- Ne laissez pas tremper les légumes trop longtemps. Il n'est pas recommandé de faire tremper les légumes pendant de longues périodes. N'oubliez pas que les vitamines se dissolvent dans l'eau, donc même s'ils sont crus et que vous essayez d'éviter leur oxydation, il est préférable de les stériliser pendant qu'ils sont là, pendant le moins de minutes possible.

- Faites cuire les morceaux qui sont gros. Si vous devez les cuire un peu plus longtemps, il est préférable de les couper en gros morceaux pour éviter que les petits morceaux ne touchent directement l'eau, ce qui permet de conserver davantage de nutriments.

En plus de consommer des légumes et des fruits comme base de votre alimentation, vous devez également tenir compte de la manière dont vous les conservez, dont vous les jetez, dont vous les cuisinez... Faites attention à ces conseils pour préserver et améliorer leur valeur nutritionnelle.

Notre alimentation doit être basée sur les légumes et les fruits (surtout plus de légumes que de fruits), et bien que cette affirmation soit évidente pour beaucoup, elle ne l'est pas pour beaucoup d'autres qui n'ont même pas cette information, car au fil des années, la pyramide nutritionnelle, c'est-à-dire les informations que la plupart d'entre nous apprennnent sur l'alimentation et la nutrition à l'école, nous amène à croire que les choses les plus importantes dans notre alimentation sont les glucides, le pain, les pommes de terre, les pâtes, le riz....

Il n'y a pas longtemps, la société espagnole de nutrition communautaire (SENC) a mis à jour sa "pyramide de l'alimentation saine". Les céréales, les pommes de terre et d'autres aliments sont toujours au bas de la pyramide, ils sont donc plus élevés que les légumes et les fruits.

Les experts de "No Sponsors" ont été clairs : la consommation de fruits, de légumes et de légumes verts doit être privilégiée par rapport aux autres groupes d'aliments, car il s'agit de produits à faible densité nutritionnelle mais à forte densité calorique.

En plus de recommander que la moitié de notre assiette soit composée de légumes et de fruits (l'autre moitié étant divisée en glucides et protéines), vous pouvez également prendre note des conseils pour préserver et améliorer la valeur nutritionnelle des fruits et légumes.

Comme vous pouvez le voir dans cet espace, le titre est le suivant Savez-vous comment conserver et améliorer la valeur nutritionnelle des fruits et légumes ? Les scientifiques expliquent que le contenu nutritionnel des fruits et légumes est affecté par la manière dont ils sont conservés, manipulés et cuits, et qu'il est important de surveiller ces processus pour tirer parti de toute la valeur nutritionnelle de ces aliments.

Prêtez attention aux commandements ci-dessous pour tirer le meilleur parti des nutriments contenus dans vos légumes. Je vais prendre le temps de vous les détailler point par point.

- Évitez de les conserver trop longtemps au réfrigérateur.
- Utilisez autant que possible les couches et les feuilles à l'extérieur.
- Lavez les morceaux entiers et coupez-les ensuite.
- Choisissez de les consommer frais, crus, sans épluchage, lorsque l'aliment le permet.
- Éviter autant que possible l'exposition à des facteurs susceptibles de réduire la teneur en

minéraux et vitamines : chaleur excessive, lumière, trempage excessif, oxygène, etc.

- Pelez, râpez, mixez ou hachez les fruits et légumes avant de les manger.
- Moins de temps de cuisson, moins de perte de nutriments.
- Si vous cuisinez pour plusieurs jours, laissez refroidir au réfrigérateur et congelez.
- Ajoutez un peu de vinaigre ou de jus de citron à l'eau de cuisson si le changement de goût n'altère pas l'acceptabilité du plat.
- N'abusez pas du sel.

En plus de ce que je vous ai dit jusqu'à présent, j'aimerais vous donner quelques conseils pour conserver vos légumes et vos fruits dans le meilleur état possible après les avoir ramenés du magasin, afin qu'ils soient parfaits au moment de les consommer.

Lavez les légumes avant de les stocker

Il s'agit non seulement d'éliminer les éventuels agents pathogènes, puisqu'ils seront consommés crus, mais aussi les champignons et les bactéries qui peuvent provoquer des fermentations et des détériorations, ainsi que la sève qui suinte de la prolifération de ces champignons. De cette façon, vous ferez durer les légumes plus longtemps. Il suffit de les passer sous l'eau courante pendant 20 secondes et de les laisser sécher complètement, surtout avec les légumes à feuilles vertes.

Utilisez des sacs ou des récipients pour stocker et séparer les aliments.

Dans la mesure du possible, utilisez du film alimentaire, sinon utilisez un sac, de préférence un sac de congélation fermé, pour conserver les aliments au réfrigérateur. De cette façon, vous éviterez, d'une part, la contamination croisée entre les exsudats alimentaires et, d'autre part, dans le cas des fruits, l'accumulation de certaines substances libérées par l'acétylène, qui agit comme une hormone qui les fait mûrir avant l'heure. En outre, dans le cas des réfrigérateurs modernes "sans givre", nous éviterons qu'ils ne se dessèchent excessivement et perdent leur texture et leur bel aspect.

Sac à vide

L'idéal est d'avoir une emballeuse sous vide, mais si vous n'en avez pas, vous pouvez en obtenir pour environ 40 euros. Vous pouvez alors utiliser des sacs de congélation hermétiques. Une astuce pour faire sortir l'air du sac consiste à mettre le produit à l'intérieur et à immerger le sac dans une casserole pleine d'eau jusqu'à ce qu'il soit presque fermé, de sorte que la pression de l'eau pousse l'air à l'extérieur. Ensuite, fermez et rangez. Cette astuce peut être utilisée pour la viande et le poisson ainsi que pour les légumes.

Congelez le poisson et la viande que vous ne consommerez pas immédiatement.

Il ne sert à rien de vouloir stocker ces produits et de croire que dans une semaine vous les consommerez, car vous finissez souvent par les oublier et ils se gâtent, alors que vous avez un congélateur. Après tout, vous pouvez les décongeler rapidement au micro-ondes. Une exception : l'emballeuse sous vide qui permet de le conserver au réfrigérateur pendant près d'un mois.

Ne remplissez pas le réfrigérateur

Une erreur récurrente est que certains étages de produits dans le réfrigérateur sont surchargés alors que d'autres sont presque vides. Il est donc difficile pour l'air froid de circuler entre les aliments, et il est difficile de les refroidir de manière homogène, ce qui les rend plus susceptibles de se détériorer. En règle générale, nous les répartirons le plus équitablement possible, en plaçant les produits les moins délicats sur l'étagère supérieure et l'étagère de porte, et les plus périssables sur l'étagère inférieure, en essayant toujours de laisser le plus d'espace possible entre eux.

Lavez le poisson et assaisonnez-le de sel et de poivre

Si vous ne voulez pas congeler le poisson, une astuce pour améliorer sa durée de consommation, est de le laver à l'eau, puis de le saler avant de le mettre dans le sac et de le mettre sous vide. Le poisson se conservera ainsi au réfrigérateur pendant près d'une semaine.

Conservez toujours la viande et le poisson dans la partie inférieure du réfrigérateur.

Plus les étagères et les tiroirs du réfrigérateur sont bas, plus il fait froid. En fait, on estime que la différence de température entre les étagères supérieures et inférieures, ainsi qu'entre la paroi intérieure et la porte, peut atteindre 3°C dans certains cas. Par conséquent, la viande et le poisson sont périssables et vont toujours sur l'étagère du bas.

Plats pré-cuits

Si vous savez que vous allez faire des purées, des ragoûts, des légumes tendres, etc., vous pouvez les précuire en utilisant la technique de la cuisson par lots et les conserver au réfrigérateur et au congélateur, à condition qu'ils ne contiennent pas de sauces ou de jus composés.

Mise en conserve

Ce n'est pas aussi difficile que vous le pensez, les caractéristiques exactes des canettes recyclées et les techniques que nos grands-mères utilisaient sont expliquées dans cet article. Vous pouvez faire des marinades, des cornichons, des produits marinés, etc.

Apprenez ce qui peut et ne peut pas être conservé dans le réfrigérateur.

Cela s'applique aux légumes et aux fruits, car certains se gâtent dans le réfrigérateur, tandis que d'autres se conservent moins bien hors du réfrigérateur. En général, on ne conserve jamais les bananes au réfrigérateur car cela accélère leur mûrissement. L'ananas perd également ses propriétés s'il est conservé au réfrigérateur pendant plusieurs jours, tout comme les tomates mûres, bien que les tomates vertes le puissent.

Trop cuire les aliments peut leur faire perdre leurs propriétés, j'espère qu'avec ce chapitre vous avez pu comprendre comment le faire de manière à ce qu'ils aient toujours leurs nutriments et qu'ils soient aussi comestibles et surtout délicieux. Vous savez également comment les conserver, soit en lavant correctement le poisson, en le plaçant dans des sacs sous vide et en faisant des conserves. Dans le prochain chapitre, je parlerai de la façon de se remettre d'un arrêt de régime, c'est normal que cela puisse arriver, ce hamburger ou cette pizza trop salée. Si cela vous est arrivé, ne vous inquiétez pas, le prochain chapitre vous est dédié.

Chapitre 9 : Comment se rétablir lorsque l'on s'écarte du droit chemin

Une fois que vous avez commencé le régime anti-inflammatoire, qui est plus qu'un régime amaigrissant, c'est un mode de vie dont l'effet secondaire est de perdre du poids, de réduire l'inflammation et de se sentir mieux.

L'arrêt d'un régime peut être décourageant, mais ne laissez pas certains revers vous faire baisser les bras et revenir à la malbouffe. Voici quelques moyens de vous remettre sur les rails et de vous tenir à ce nouveau mode d'alimentation.

Si vous avez l'impression d'avoir suivi le régime pendant un certain temps, mais que vous l'avez arrêté pour consommer ce qui vous enflamme et vous fait maintenant sentir ballonné.

Les rechutes sont normales, c'est assez fréquent. Le plan est de vous remettre sur pied :

- Donnez-vous le temps d'être déçu : nous sommes tous distraits de temps en temps et nous nous sentons frustrés ou mal dans notre peau. Alors que de nombreuses personnes ont tendance à éviter de penser à ces sentiments, permettez-vous de les ressentir au lieu de les repousser.

- Rappelez-vous quand les erreurs se produisent : l'une des choses les plus dangereuses est de le nier plutôt que de l'affronter. N'oubliez pas que ce n'est pas la fin du monde et que vous pouvez vous remettre sur pied.

- Ne vous blâmez pas : même si vous pouvez être déçu par vous-même, ne vous en voulez pas. Soyez positif envers vous-même et essayez de ne pas vous laisser entraîner par la négativité.

- Réfléchissez à vos objectifs : pour retrouver vos objectifs de santé, il est important de vous rappeler quels sont ces objectifs. Qu'est-ce qui vous a incité à adopter des habitudes plus saines ? Vous pouvez vous laisser distraire en oubliant des objectifs ou d'autres priorités. Déterminez si votre objectif en vaut la peine. Si c'est le cas, prenez la résolution de vous remettre sur les rails.

- Action : faire le plus petit pas en avant vous permet de renouveler votre engagement envers vous-même et vos objectifs. Au lieu de ressasser ce qui s'est passé, essayez de vous concentrer pour aller de l'avant.

- Gardez l'esprit ouvert : réessayez d'atteindre vos objectifs de régime avec un esprit ouvert et positif. La création de nouvelles habitudes n'est pas un robot, mais fait partie d'un processus d'apprentissage qui vous permet d'en savoir plus sur vous-même. Chaque fois que vous échouez et que vous vous rétablissez, vous en apprenez davantage sur vous-même et trouvez de nouvelles façons de vous tenir à vos objectifs.

- N'oubliez pas les avantages : lorsque vous avez envie d'abandonner, rappelez-vous les avantages d'une meilleure alimentation et d'une meilleure condition physique. Ne perdez pas de vue que vous travaillez à de grands objectifs qui changeront votre apparence et vos sensations pour le reste de votre vie.

Pour la plupart des gens, le cheminement vers une alimentation saine et une perte de poids est un travail difficile qui exige engagement, persistance et persévérance. Voici quelques conseils pour atteindre vos objectifs de santé :

- N'utilisez pas le mot "régime" : appeler votre nouveau plan d'alimentation saine un régime est une façon de vous mettre dans une situation d'échec. Les régimes ont des connotations négatives et impliquent un engagement à court terme. Au lieu de faire un "régime", engagez-vous à adopter un mode de vie sain qui fera partie intégrante de votre vie.
- Ne soyez pas trop restrictif : certains régimes à la mode vous interdisent de manger certains

aliments ou restreignent des groupes alimentaires entiers, comme les glucides ou les graisses. Se dire que l'on ne peut pas avoir quelque chose augmente généralement le désir de l'avoir. Votre volonté peut finir par céder à la tentation et vous finirez par manger avec excès l'aliment ou le groupe d'aliments que vous essayez d'éviter. Au lieu d'éliminer complètement les groupes alimentaires, concentrez-vous sur la consommation d'une variété de céréales nutritives, de protéines maigres, de fruits et de légumes.

- Ne vous affamez pas : suivre un régime alimentaire sain ne signifie pas que vous devez vous affamer. Lorsque vous avez faim, vous augmentez vos chances de trop manger ou de consommer des aliments malsains plus tard dans la journée. Adoptez une alimentation équilibrée tout au long de la journée, complétée par des collations saines.

- Ne fixez pas d'objectifs irréalistes : fixer des objectifs qui ne sont pas raisonnables augmente vos chances d'échec. Par exemple, il est décevant de se fixer l'objectif de perdre 10 kilos par mois, puis de monter sur la balance et de constater que vous n'avez perdu que 5 kilos, même si 5 kilos par mois est un objectif de perte de poids raisonnable. Cette déception peut vous conduire à abandonner complètement. Fixez-vous un objectif raisonnable de perte de poids de 1 à 2 kilos par semaine. N'oubliez pas cependant que ce type de régime vous permet d'améliorer votre alimentation et que la perte de poids est un effet secondaire.

- Ne vous servez pas de la balance comme d'un indicateur de réussite : lorsque vous essayez de perdre du poids, il peut être frustrant de voir la balance monter au lieu de descendre, mais ne laissez pas ce malheur vous ralentir. La balance peut changer de façon imprévisible, surtout lorsque vous faites de l'exercice et que vous gagnez du muscle qui est plus dense que la graisse. Ne laissez pas une lecture de balance non optimale vous déconcentrer.

- Demandez de l'aide : ce n'est pas parce que vous voulez manger sainement que tout le monde le fait. Il est plus facile de succomber à la tentation quand votre ami mange une pizza. Demandez à votre famille et à vos amis de vous aider à éviter les tentations.

- Évitez de vous récompenser par des journées de triche : au lieu de vous récompenser par des journées de triche et de vous laisser aller à manger des aliments malsains, offrez-vous une nouvelle paire de chaussures ou un massage à la fin de chaque semaine.

- Maintenez l'équilibre : si vous pouvez vous permettre de vous écarter de temps en temps de votre programme d'alimentation saine, évitez de penser qu'un choix malsain va gâcher votre journée et de vous en servir comme excuse pour continuer à mal manger le reste de la journée.

Vous avez commencé ce régime et faites plus d'exercice, vous vous sentez bien et vous atteignez vos objectifs d'amélioration de votre alimentation !

Mais ensuite, votre ami vous invite à sortir pour une soirée.

Bien sûr, vous brûlez quelques calories en dansant, mais vous consommez beaucoup de boissons sucrées. Puis, quand vous êtes ivre, vous mangez un en-cas.

Vous venez de vous réveiller et vous réalisez avec horreur que vous avez triché la nuit dernière.

Heureusement, cela ne suffit pas à vous faire dérailler complètement de votre régime. Voici comment vous pouvez vous remettre de ces journées de triche et vous remettre sur pied !

Comprendre la prise de poids

Avant de savoir comment récupérer après des journées de triche, vous devez d'abord comprendre comment fonctionne la prise de poids.

Chacun a un taux métabolique de base (BMR) unique, qui correspond à la quantité minimale de calories que votre corps doit brûler pour que toutes ses fonctions fonctionnent correctement.

Vous disposez également de votre taux métabolique au repos (RMR), qui est très similaire à votre BMR. Il s'agit de la quantité de calories que vous brûlez lorsque vous êtes physiquement inactif. BMR et RMR sont généralement utilisés de manière interchangeable, donc ne vous inquiétez pas trop.

Votre BMR dépend de votre sexe, de votre poids et de votre âge. En moyenne, les femmes ont 1400 calories et les hommes 1800 calories. Donc, si vous ne voulez pas faire de calculs, pointez simplement l'un de ces chiffres.

Pour modifier ou maintenir votre poids, vous devez contrôler votre apport calorique.

Lorsque vous avez un jour de triche, vous êtes susceptible de dépasser votre BMR, ce qui signifie que si vous continuez, vous commencerez à prendre du poids. Cependant, tricher pendant un seul jour n'élimine pas complètement votre régime et ne signifie pas nécessairement que vous allez prendre du poids.

3500 calories équivalent à 1 livre, vous devez donc manger 3500 calories supplémentaires en une nuit pour prendre du poids. Tant que vous travaillez dur et que vous respectez votre programme alimentaire, vous devriez être en mesure de vous remettre des jours d'abstinence.

Les jours de triche sont-ils bons pour vous ?

Oui ! Suivre un régime strict fonctionne très bien pour certaines personnes et très difficilement pour d'autres. Pour la plupart des gens, la volonté succombe parfois, ce qui conduit finalement à une suralimentation, ce qui n'est pas très sain.

Pour éviter que cela ne se produise, il est toujours bon de s'accorder quelques jours de triche. Par exemple, vous pouvez les allouer aux dimanches, où vous pouvez commander des plats à emporter et profiter d'un plus gros dessert.

Bien sûr, il ne faut pas aller trop loin. Les jours où vous trichez, vous devez quand même manger quelque chose de sain, mais vous pouvez être gentil avec vous-même !

Des façons de passer votre journée de triche

En comprenant les bases de la prise de poids (et du maintien et de la perte de poids), vous avez maintenant une idée de ce qui déclenche les fluctuations de poids. Nous pouvons maintenant passer à des moyens efficaces de surmonter votre journée d'infidélité et de vous assurer que vous restez en bonne santé.

Faites plus d'exercice

Disons que vous faites normalement 30 minutes de jogging par jour. Mais parce que vous avez un jour d'infidélité, vous mangez plus de calories que d'habitude.

Comme je l'ai déjà dit, pour perdre du poids, vous avez besoin d'un déficit calorique, pour le maintenir, vous devez manger la même quantité que celle dont votre BMR a besoin. Lorsque vous avez un jour d'infidélité, vous aurez des calories supplémentaires pour cette journée, vous devez donc les brûler.

Dans ce cas, vous pouvez compenser en ajoutant une autre activité physique pour les prochains jours. Ainsi, au lieu de courir pendant 30 minutes, courez plus de 60 minutes au cours des 2 ou 3 prochains jours.

La quantité d'activité supplémentaire que vous devez faire dépend de l'ampleur de votre journée d'infidélité. Par exemple, si vous mangez 1800 calories au lieu de 1600, vous n'aurez pas besoin de faire beaucoup de sport pour compenser. Cependant, si vous mangez plus de 3 000 portions au lieu de 1 200, vous devrez stresser un peu au cours des prochains jours pour vous assurer de ne pas prendre de poids et de continuer à perdre du poids.

Buvez plus d'eau

Il y a de fortes chances que vous ayez mangé quelque chose de sucré, de gras ou de salé pendant votre journée d'infidélité. Ces aliments malsains peuvent amener votre corps à retenir plus d'eau que la normale.

Le jour suivant la tricherie, veillez à boire plus d'eau que d'habitude. Cela peut aider à évacuer le sucre, le sel et toutes les autres toxines que vous avez pu ingérer.

De plus, boire de l'eau remplit également votre estomac et coupe la faim pour que vous ne mangiez pas trop. Donc, si vous voulez manger des restes de pizza, buvez un verre d'eau et voyez comment vous vous sentez.

Manger plus de protéines

Vous pouvez simplement réduire les calories que vous consommez le jour suivant.

Mais si vous mangez normalement et réduisez la taille des portions, votre estomac risque de grogner toute la journée. Vous pouvez même vous sentir faible et léthargique.

Une bonne solution à ce problème est de se supplémenter en protéines. Les protéines vous permettent non seulement de vous sentir rassasié plus longtemps, mais elles vous donnent également de l'énergie afin que vous puissiez passer la journée sans vous sentir épuisé.

Si vous n'avez pas le temps de préparer une assiette pleine de poulet et d'autres protéines, vous pouvez toujours utiliser un mixeur portable pour faire des shakes protéinés. Il suffit d'ajouter les ingrédients, de les mixer et de boire ! Si vous êtes toujours en déplacement, c'est la solution idéale pour récupérer des jours d'abstinence sans perdre beaucoup de temps à préparer les repas.

Détoxification

La santé de vos intestins est très importante, surtout en matière d'alimentation. Un hamburger gras et des frites (et plusieurs boissons et mélanges de boissons) peuvent faire des ravages dans votre organisme.

Une bonne idée est de faire une cure de désintoxication de 30 jours de temps en temps. En éliminant les toxines et en gardant vos intestins en bonne santé, vous serez mieux à même de vous concentrer sur la perte de poids le résultat sera évident, bien sûr !

N'abandonnez pas

Si la perte de poids et la remise en forme ont beaucoup à voir avec l'aspect physique, beaucoup de gens sous-estiment l'importance de l'aspect mental.

Si vous vous punissez pour les jours de triche, vous risquez de perdre le moral et d'être frustré par votre nouveau mode de vie. Cela peut entraîner une perte de motivation pour manger sainement et une tendance à sauter des séances d'entraînement.

Si vous pouvez rester éveillé après une mauvaise journée, il vous sera plus facile de revenir à la normale.

Rappelez-vous : il faut 3500 calories pour prendre un kilo. Même si vous mangez 3 500 calories de plus en une nuit, cela ne représente qu'un kilo de plus ! Ce problème est facile à résoudre si vous êtes très attaché à un mode de vie sain.

Récupération rapide après un jour de triche

Tu as un jour d'infidélité ? En réalité vous devriez les inclure dans votre alimentation, surtout si vous avez des problèmes !

Il est important de noter qu'après s'être fait plaisir, on peut recommencer à manger. N'oubliez donc pas d'augmenter votre activité physique, de boire beaucoup d'eau, de vous désintoxiquer de temps en temps et d'avoir une alimentation saine. Si vous gardez ces éléments à l'esprit, vous atteindrez votre poids idéal en un rien de temps !

Vous voyez, arrêter votre régime fait partie du processus, c'est pratiquement un cliché pour ceux qui commencent à manger mieux. C'est compréhensible car le corps s'est habitué à manger d'une certaine manière, il faut qu'il désapprenne cette habitude et qu'il s'adapte à la bonne manière. Il est compréhensible que le corps associe certaines sauces et aliments frits à des aliments délicieux, c'est ainsi qu'il a appris, mais lorsque vous découvrez que les aliments délicieux sont composés d'ingrédients sains, le même corps vous fera rejeter ces aliments frits et ces graisses trans.

Cela dit, dans le prochain chapitre, je parlerai des erreurs les plus courantes dans le cadre d'un régime anti-inflammatoire et de certains mythes à son sujet.

Chapitre 10 : Erreurs courantes lors de l'application du régime anti-inflammatoire

À Première vue, le régime anti-inflammatoire semble facile à mettre en place, il suffirait de retirer quelques aliments de votre quotidien. Mais la réalité est un peu différente. Dans ce chapitre, je vous parlerai des erreurs courantes qui se produisent, ainsi que de certains mythes.

Réduire l'inflammation chronique dans le corps en mangeant des aliments délicieux et riches en nutriments peut sembler être un rêve, mais les avantages sont aussi réels qu'ils y paraissent. Je peux attester du puissant potentiel de guérison d'un tel régime anti-inflammatoire, mais comment savoir si vous le faites correctement ? Ces guides simples vous aideront à exploiter le pouvoir d'un régime anti-inflammatoire en tant que pro...

L'inflammation est une réponse saine du système immunitaire qui aide votre organisme à se remettre des dommages subis et à combattre les agents pathogènes tels que les virus et les bactéries. L'inflammation peut devenir nocive lorsque votre système immunitaire entre dans un état d'inflammation chronique qui fait des ravages dans votre organisme. En fait, l'inflammation chronique est à l'origine de la plupart des problèmes de santé chroniques, et l'alimentation est l'un des déclencheurs les plus courants de l'inflammation.

Pour comprendre le lien entre l'alimentation et l'inflammation, nous examinons l'intestin, qui possède des protéines appelées jonctions serrées qui maintiennent les cellules de la paroi intestinale ensemble afin que les particules alimentaires et autres substances ne s'échappent pas. Lorsque les aliments que vous consommez endommagent la paroi de votre intestin, ces jonctions serrées s'ouvrent, permettant aux particules alimentaires et à d'autres substances de s'échapper, ce qui entraîne une perméabilité intestinale, ou intestin perméable. C'est un problème car les cellules immunitaires situées juste sous la paroi intestinale reconnaissent les particules alimentaires comme des envahisseurs étrangers nuisibles et commencent à y réagir. En conséquence, vous vous retrouvez avec une inflammation chronique, des sensibilités alimentaires et de nombreux symptômes qui en découlent.

Les symptômes d'une allergie alimentaire peuvent apparaître des heures ou des jours après l'ingestion de l'aliment en cause et peuvent comprendre : éruption cutanée, acné, transpiration excessive, urticaire, fatigue, maux de tête, migraines, symptômes gastro-intestinaux, problèmes d'humeur, asthme, problèmes de contrôle du poids, gonflement, rétention de liquide, problèmes musculaires, douleurs, douleurs articulaires, problèmes de sinus et écoulement nasal.

Voici les erreurs les plus courantes commises lors du lancement d'un régime anti-inflammatoire et comment les éviter :

Utiliser un régime d'élimination permanente (FODMAP)

Parfois, les gens se sentent tellement bien dans un régime d'élimination qu'ils veulent sauter la partie test et suivre le régime d'élimination pour toujours. Mais le but d'un régime d'élimination est de restreindre temporairement certains aliments afin de pouvoir identifier ceux qui sont inflammatoires ; il ne s'agit pas de restreindre de façon permanente les aliments sains de votre alimentation qui ne provoquent pas de symptômes de sensibilité alimentaire. De plus, les gens restent souvent indéfiniment sur des régimes d'élimination parce qu'ils ne savent pas quoi réintroduire et n'essaient donc rien du tout. Pour vous aider à déterminer ce qu'il faut essayer et ce qu'il ne faut pas essayer, voici un aide-mémoire :

De nombreux aliments riches en nutriments peuvent être retirés de notre consommation lors d'un régime d'élimination, tels que les œufs, les poivrons, les aubergines et les tomates, mais s'ils ne provoquent pas d'allergies alimentaires, ils constituent un excellent complément à votre régime.

Il est préférable d'exclure de votre alimentation les aliments sans valeur nutritionnelle, tels que les aliments artificiels, les aliments transformés et les glucides raffinés. Il n'est pas nécessaire de tester ces aliments.

N'incluez pas de céréales contenant du gluten dans votre alimentation, même si vous mangez des aliments complets, et même si vous ne développez pas d'allergie alimentaire en les consommant. La raison en est que le gluten peut déclencher la libération de zonuline, une protéine qui ouvre les jonctions serrées qui relient les cellules de la paroi de l'intestin, ce qui entraîne une fuite intestinale, comme expliqué précédemment...

La plupart des gens se sentent mieux lorsqu'ils suppriment les produits laitiers de leur alimentation. Mais si vous voulez essayer de réintégrer les produits laitiers, essayez. Si vous pouvez consommer des produits laitiers sans aucun symptôme, faites-le avec modération et veillez à choisir des sources biologiques, produites de manière éthique et humaine.

Vous pouvez également essayer le soja et le maïs, mais gardez ceci à l'esprit :

Veillez à choisir des produits biologiques pour éviter toute exposition à des sources génétiquement modifiées conçues pour résister à l'herbicide hautement toxique qu'est le glyphosate.

Si vous mangez du soja, choisissez des sources fermentées (comme le natto et le tempeh) et évitez les versions transformées dans les aliments emballés.

Consommez des glucides raffinés biologiques, sans gluten et végétaliens.

Lorsque l'on commence un régime anti-inflammatoire et que l'on cherche à changer les aliments que l'on avait l'habitude de manger, il peut être tentant de consommer beaucoup de glucides raffinés bio, sans gluten et végétaliens comme les crackers, les chips, les bretzels et les craquelins. Mais des étiquettes telles que "bio", "sans gluten" et "végétalien" ne font pas d'un aliment un produit intrinsèquement sain, et les aliments portant ces étiquettes peuvent toujours, et souvent d'ailleurs, provoquer une inflammation.

Par exemple, un pain à hot-dog bio, végétalien et sans gluten fabriqué avec de la farine raffinée est totalement pauvre en nutriments, et même s'il est bio, sans gluten et sans produits laitiers, il peut quand même provoquer une inflammation et augmenter la glycémie. Par conséquent, lorsque vous optez pour des produits de substitution, évitez les glucides raffinés et essayez plutôt de choisir des substituts fabriqués à partir d'ingrédients alimentaires complets.

Adopter une mentalité de régime

Si vous vous contentez de suivre un régime anti-inflammatoire jusqu'à ce que vous atteigniez un objectif spécifique, comme perdre 5 kilos, puis vous vous remettez à manger comme avant, vous allez à l'encontre de l'objectif de ce mode d'alimentation. Abandonnez votre régime et considérez cette approche anti-inflammatoire de la nutrition comme l'un des changements de mode de vie les plus importants que vous puissiez apporter pour améliorer votre santé à long terme. Ensuite, pour aller de l'avant, concentrez-vous sur la recherche d'ingrédients sains et délicieux et de recettes alternatives pour remplacer les aliments inflammatoires que vous aviez l'habitude de consommer.

Ne démarrez pas quand c'est...

Ne laissez pas le sentiment d'être dépassé par les événements vous empêcher de changer votre régime alimentaire. Si l'adoption complète d'un régime anti-inflammatoire vous semble trop difficile pour l'instant, demandez-vous ce qui est possible et partez de là. En d'autres termes, choisissez un changement que vous vous sentez prêt à faire et engagez-vous à l'incorporer dans votre vie. Une fois que vous vous sentez confiant et détendu par rapport à cela, choisissez-en un autre après un jour, une semaine ou un mois. Puis un autre. Puis un autre. Avant que vous ne vous en rendiez compte, vous changerez complètement votre façon de manger et vous le ferez à un rythme qui vous convient.

Croire que les aliments anti-inflammatoires annulent les aliments inflammatoires.

Passez autant de temps que possible à faire la transition vers un régime anti-inflammatoire, en vous rappelant que les aliments anti-inflammatoires ne peuvent pas contrecarrer les effets des aliments inflammatoires dans le corps. Donc, si vous continuez à manger des cheeseburgers et des frites au déjeuner et au dîner, compléter votre petit-déjeuner avec de l'huile de poisson et des graines de lin est un bon début, mais cela ne vous aidera pas à éviter l'inflammation due à l'alimentation.

Pour vraiment profiter des avantages d'un régime anti-inflammatoire, vous devez éliminer les aliments qui provoquent l'inflammation et incorporer des aliments anti-inflammatoires riches en nutriments. Faites-en donc votre objectif ultime pendant votre transition, à un rythme qui vous convient, afin de ne pas vous frustrer et d'éviter d'abandonner. Vous pouvez le faire !

Les mythes du régime anti-inflammatoire que vous devez connaître

Ce sont des mythes que vous devez connaître et qui serviront à renforcer ce que je vous ai dit tout au long de ce livre :

Mythe 1 : Toute inflammation est mauvaise

Toutes les inflammations de l'organisme ne sont pas dangereuses ou indésirables. Nous oublions que l'inflammation n'est pas seulement une mauvaise chose. Il s'agit en fait de la principale défense de notre corps contre les microbes envahissants, les infections ou tout ce qui ne devrait pas être là, a récemment déclaré Karol Watson, cardiologue à l'UCLA : "Vous voulez un équilibre entre la bonne inflammation et le bon anti-inflammatoire".

Bien entendu, le Dr Watson fait référence à la compréhension de la différence entre l'inflammation aiguë (à court terme, comme une ecchymose ou un gonflement) et l'inflammation chronique, qui est une période malsaine où l'inflammation persiste. L'inflammation aiguë est généralement un signe de guérison. Il s'agit de la réponse naturelle de l'organisme à une infection ou à une blessure. Le problème survient lorsque l'organisme réagit de manière inflammatoire sans qu'il y ait de dommage ou de virus, et que l'inflammation devient chronique et néfaste.

Je suis d'accord et je souligne que l'inflammation chronique est le type que nous voulons combattre lorsque nous mangeons des aliments anti-inflammatoires. Si une inflammation trop importante peut être problématique, un certain niveau d'inflammation doit être présent dans le cadre de notre réponse immunitaire normale et de notre réponse à un exercice physique intense, pour ne citer que deux exemples. Ce n'est que lorsqu'il y a un excès d'inflammation, c'est-à-dire une inflammation chronique, que nous constatons un risque accru de maladies cardiaques, de troubles cognitifs, de mauvaise récupération, de douleurs articulaires et de problèmes digestifs.

Des taux élevés de marqueurs inflammatoires CRP (protéine C-réactive) et IL6 (interleukine-6) dans le sang indiquent une inflammation excessive. Si vous êtes inquiet, demandez à votre médecin de vous faire passer des tests de laboratoire, qui peuvent vous aider. En général, cependant, les experts soulignent que l'inflammation chronique peut être combattue en mangeant principalement des aliments anti-inflammatoires, ainsi qu'en adoptant un mode de vie caractérisé par un sommeil de qualité, une meilleure gestion du stress et un exercice régulier.

Mythe 2 : Le gluten est inflammatoire pour tout le monde.

À moins que vous ne soyez atteint de la maladie cœliaque ou que l'on vous ait diagnostiqué une sensibilité au gluten non cœliaque, vous n'avez probablement pas à vous soucier du gluten. En fait, dans certains cas, l'élimination du gluten de votre alimentation peut entraîner des carences en nutriments importants fournis par les céréales complètes, tels que les vitamines B, le fer, les fibres, etc. Si vous êtes tolérant au gluten et que vous vous sentez plein d'énergie après avoir mangé du gluten, il n'est pas nécessaire d'y renoncer à cause d'un malentendu.

Si vous pensez que vous devez changer votre régime alimentaire, je vous recommande de vous concentrer d'abord sur la diversification de votre consommation de céréales et de féculents. Ne vous contentez pas de manger du blé. Essayez l'avoine, le quinoa, les pommes de terre, le maïs, l'orge ou le farro pour fournir diverses formes de glucides complexes dans vos repas et collations. Vous bénéficierez ainsi d'une plus grande variété de nutriments, de fibres et d'antioxydants.

Mythe 3 : La consommation de légumes morelles augmente l'inflammation.

Les solanacées fournissent des composés antioxydants et anti-inflammatoires, alors ne craignez pas les tomates et des aubergines. Ils ne sont généralement pas évités dans le cadre d'un régime anti-inflammatoire, sauf si vous avez des problèmes de thyroïde et que votre endocrinologue vous recommande spécifiquement de limiter les légumes morelles. Sinon, ce n'est pas du tout nécessaire. Les éliminer inutilement peut entraîner des carences en certaines fibres qui nourrissent les bactéries intestinales et en composés phytochimiques "antioxydants" qui combattent les dommages cellulaires et les inflammations excessives.

Mythe 4 : Une alimentation pauvre en glucides offre davantage de bénéfices anti-inflammatoires.

Les glucides sont une source d'énergie très importante (voire primaire) pour la plupart des gens. Réduire la consommation de glucides signifie également réduire la consommation d'aliments végétaux qui soutiennent l'intestin et le système cardiovasculaire, notamment les légumes féculents, les céréales complètes, les légumineuses et les fruits.

Toutes ces sources d'hydrates de carbone fournissent des fibres et d'autres hydrates de carbone fermentescibles qui "nourrissent" essentiellement les bactéries du tube digestif inférieur. Plus les aliments végétaux entiers sont variés et abondants dans votre alimentation, plus vos bactéries intestinales seront diversifiées. Un microbiote diversifié est associé à une meilleure fonction immunitaire, absorption des nutriments, digestion, santé mentale et, bien sûr, à une meilleure réponse inflammatoire.

Mythe 5 : Tous les aliments sucrés provoquent une inflammation et augmentent le taux de sucre dans le sang.

Tous les produits sucrés, notamment les fruits naturels, ne provoquent pas d'hyperglycémie (sauf si vous êtes diabétique) ou d'inflammation excessive. En fait, la glycémie tend à être équilibrée et stable lorsqu'elle est associée à des graisses saines, des protéines et/ou des fibres. Lorsqu'ils sont consommés seuls de façon régulière, les aliments contenant des sucres ajoutés ou des féculents dépourvus de fibres sont absorbés rapidement, ce qui entraîne une augmentation de la glycémie plus rapide que prévu. Cela peut entraîner une réponse insulinique et une baisse de la glycémie plus importantes que la normale, ce qui déclenche alors la libération d'hormones de stress comme l'adrénaline et le cortisol, ainsi qu'une inflammation.

Pour maintenir l'équilibre de la glycémie, essayez d'ajouter des protéines et des sources végétales aux pâtes et aux céréales, ou garnissez une boule de glace d'une pistache. Bien que la plupart des fruits contiennent des fibres pour aider à ralentir l'absorption, il n'y a rien de mal à verser du beurre d'amande sur des tranches de pomme ou une cuillerée de yaourt grec sur des myrtilles pour un apport en protéines et en graisses pour compléter l'en-cas.

Mythe 6 : les aliments contenant des oméga-3 proviennent de sources végétales

Les aliments végétaux tels que les graines de chia, les graines de lin et les noix contiennent des acides gras oméga-3, mais ils proviennent de l'ALA, et non de l'EPA des aliments d'origine animale. L'ALA est excellent, mais l'EPA est en fait le meilleur pour équilibrer l'inflammation dans le corps. Bien qu'une partie de l'ALA puisse être convertie en EPA, la meilleure façon de s'assurer d'en avoir suffisamment est de consommer au moins deux portions de 85 grammes à 115 grammes de poisson gras par semaine.

Mais il faut noter que le saumon est relativement pauvre en mercure par rapport à de nombreux autres poissons, tout comme le thon en conserve.

Mythe n° 7 : Suivre un régime anti-inflammatoire signifie que vous devez éliminer un grand nombre d'aliments.

La liste des aliments anti-inflammatoires est en fait plus longue que celle des aliments et des facteurs qui provoquent l'inflammation, mais la plupart des gens ont un plan pour éliminer les aliments de leur régime. C'est une méthode qui peut s'avérer inutile. Si l'excès de sucres ajoutés, de graisses trans et d'alcool peut provoquer une inflammation et doit être réduit au minimum, les diététiciens recommandent en outre de garder une mentalité d'ajout et non de restriction.

Mythe 8 : Le soja provoque une inflammation et vous pouvez l'éviter.

Il existe de nombreux mythes persistants à ce sujet, mais ce n'est pas le cas : le soja est un aliment riche en nutriments et anti-inflammatoire qui échappe à de nombreuses personnes La solution ici est simple : ajoutez plus d'aliments à base de soja à votre régime alimentaire et choisissez votre préféré.

Il en existe de très nombreuses variétés, qui ont toutes un goût et une sensation différente sur la langue. Le tofu, le tempeh, le miso et l'edamame sont des ingrédients délicieux avec lesquels on peut jouer dans la cuisine.

Vous avez donc pris connaissance des mythes du régime anti-inflammatoire, auxquels vous croyiez peut-être vous-même, et vous avez découvert des erreurs que, je l'espère, vous ne commettrez pas lorsque vous commencerez à mieux manger. Pour finir, dans le dernier chapitre, je vous parlerai des activités complémentaires que vous pouvez faire en parallèle de votre régime.

Chapitre 11 : Activités complémentaires que vous pouvez faire en parallèle de votre régime alimentaire

Vous savez maintenant qu'un bon régime alimentaire est idéal pour améliorer votre mode de vie et perdre du poids, ce qui est l'objectif de ce livre qui, je l'espère, va vous plaire. Mais il y a des choses complémentaires que vous pouvez faire pour vous aider à perdre du poids, comme le sport, qui, associé à votre régime, vous aidera à obtenir de meilleurs résultats.

Voici comment vous pouvez le faire :

Compléments alimentaires

L'une des choses qui aide le plus à perdre du poids ou à améliorer sa forme physique ce sont les compléments alimentaires, qui doivent toujours être associés à une alimentation équilibrée et à une activité physique. Sinon non seulement ils ne vous feront aucun bien, mais ils peuvent aussi nuire à votre organisme, c'est pourquoi ils restent des compléments, jamais des substituts. Parmi toute la variété de compléments disponible, vous pouvez trouver par exemple les cétones de framboise, car elles sont faciles à digérer et aident à perdre du poids naturellement, en particulier dans la zone du ventre et des fesses et elle favorise la perte de graisse et d'appétit. Les baies d'açai, car elles aident le système immunitaire et aident à perdre du poids en fournissant une variété de nutriments et de vitamines.

Les grands auxiliaires de l'esprit

Bien qu'il ne soit pas possible de perdre du poids par la seule pensée, l'esprit est un grand allié lorsqu'il s'agit d'atteindre nos objectifs de vie. Je recommande diverses pratiques de méditation pour vous aider à vous projeter, à sentir que vous allez atteindre vos objectifs et, surtout, à écarter la négativité de votre vie. Avant de commencer un régime ou une activité physique, il est essentiel d'imaginer à quoi ressemblera votre corps et il faut vous fixer des objectifs pour y parvenir jour après jour. Je vous conseille donc d'essayer de vous motiver avec un régime moins restrictif, de changer votre routine alimentaire, de faire une liste d'activités que vous voulez faire, de rencontrer des personnes dans la même situation que vous et de célébrer votre perte de poids à chaque fois.

Accélère le métabolisme

Selon Better With Health, bien que vous ayez hérité du métabolisme de votre famille, vous n'êtes pas obligé de le subir toute votre vie, car vous pouvez l'accélérer pour éviter de prendre du poids. En accélérant votre métabolisme, vous aiderez votre corps à perdre du poids plus rapidement, plus sainement et plus naturellement, avec moins d'efforts de votre part. Il existe de nombreuses façons d'accélérer votre métabolisme, mais l'une des plus recommandées est sans aucun doute de boire du thé vert. En plus d'être un excellent antioxydant, il est également très utile pour accélérer votre métabolisme et donc vous aider à perdre du poids rapidement. De par sa composition, le thé vert est responsable de la promotion de l'oxydation des graisses, ce qui est essentiel pour que notre corps ait une apparence parfaite. Selon le site web, l'idéal est de boire trois verres par jour.

Je recommande de consommer des aliments qui contiennent tous les macronutriments de manière équilibrée, notamment des protéines (15 %), des graisses (10 à 15 %) et des glucides (65 à 70 %). Tout aussi essentiels, les glucides constituent l'énergie immédiate la plus importante de l'organisme. Il est recommandé que les graisses soient d'origine végétale ou proviennent de poissons gras.

Ce que vous devez toujours faire
- Vous devez boire de l'eau fréquemment. Elle a pour effet d'assainir, de restaurer et de réguler la température corporelle pendant l'effort, appelé "effet radiateur". Cela est bénéfique pour la récupération post-exercice et retarde la fatigue musculaire. En effet, un niveau de déshydratation de 4 % peut augmenter le débit

cardiaque jusqu'à 18 %, ce qui entraîne une apparition plus rapide de la fatigue.

- Les athlètes peuvent également boire des boissons hydrolysées, à condition qu'elles soient isotoniques/hypotoniques et que leur concentration en sel soit inférieure à celle du lactosérum. Les experts ne recommandent pas de boire des boissons hypertoniques pendant ou après une activité physique, car elles contiennent un excès de sel, qui peut retarder l'absorption, augmenter la perte d'urine et qui peut entraîner une déshydratation.

- Les légumes sont la base d'une alimentation saine car ils constituent l'une des principales sources de fer.

- L'huile d'olive est principalement composée d'acides gras oméga-9, qui apportent de nombreux bienfaits à l'organisme. C'est un excellent protecteur du système cardiaque. Elle est essentielle au fonctionnement du système immunitaire, favorise la réparation des tissus et aide à contrôler le taux de cholestérol.

Tous les jours

- Privilégiez les aliments riches en glucides complexes et en glucides complets, comme le pain, les céréales, le riz, les pâtes, les haricots ou les pommes de terre.

- Mangez 3 à 6 morceaux de fruits ou buvez 2 tasses de jus naturel.

- Consommez des produits laitiers riches en calcium, tels que le yaourt et le fromage frais ou étuvé, ainsi que du fer, des haricots, certains légumes, des noix, des viandes et du poisson.

Trois fois par semaine

Il faut essayer de manger des aliments riches en protéines et en huiles oméga-3 donnent de l'élasticité aux artères et agissent comme un purificateur du "mauvais cholestérol" (LDL). Ainsi que des aliments contenant des agents protecteurs des articulations tels que le saumon, les sardines ou le maquereau (riches en acides nucléiques) et les noix.

Le reste de la semaine

D'autres aliments riches en protéines de haute qualité, comme le poisson, les œufs, le bœuf, le poulet ou la dinde. Ils doivent être consommés avec des légumes ou du pain.

Occasionnellement

Jambon ibérique, viande rouge, fromage sec, chorizo ou chocolat.

Vous devez éviter

En principe, tout aliment peut être consommé avec modération, mais certains nutriments ne doivent être consommés qu'occasionnellement. Il est donc conseillé de suivre les directives diététiques de base pour éviter les problèmes de santé.

Le plus important est de limiter la consommation d'aliments riches en graisses saturées, comme les saucisses, les sauces à base de viande, les fromages fondus, le beurre, la margarine, le bacon, les pâtisseries, le chocolat et les viennoiseries.

Surveiller la consommation de boissons alcoolisées.

Mangez moins de sucre, de confitures, de gelées, de pâtisseries et de gâteaux.

N'abusez pas du sel, que l'on trouve en grande quantité dans des aliments tels que les chips, les anchois, le fromage salé, le jambon ou les bouillons préparés.

Que manger avant et après l'exercice ?
Avant d'aller faire de l'exercice ou la veille :

Les aliments qui sont facilement digérés et transformés par le foie grâce au puissant travail de nettoyage et de reconstitution de l'énergie qui a lieu pendant l'exercice.

Mangez des légumes, notamment des pommes de terre, des fruits, du pain complet, des haricots, des pâtes, du riz, du lait, des yaourts ou du fromage frais, du poulet ou du bœuf, du poisson blanc ou gras, des œufs et de l'huile d'olive.

Évitez les aliments gras ou salés, les boissons alcoolisées, les biscuits, les boissons gazeuses sucrées, les glaces, les aliments frits, les saucisses, les fromages secs, le jambon, la margarine, le beurre, les sauces à la viande, les pâtisseries et le sucre ainsi que le chocolat.

En cas d'effort excessif, il est recommandé de toujours boire des jus naturels, qui peuvent être dilués avec une petite quantité d'eau.

Après l'exercice, pour récupérer :

Il est très important d'apporter à l'organisme des nutriments spécifiques après un entraînement ou une compétition. En effet, l'organisme produit un effort constant et intense au cours duquel les réserves d'énergie accumulées dans le foie et les muscles sont épuisées.

Fournir à l'organisme des glucides dans l'heure qui suit l'exercice, ainsi qu'une petite quantité de protéines, peut contribuer grandement à la réparation musculaire.

Une transpiration excessive peut également entraîner une perte de sel. Dans ce cas, vous devez manger des crackers salés ou du bouillon et ajouter un peu de sel à votre premier repas après un exercice intense.

Un microbiote altéré (dysbiose), une diversité bactérienne réduite ou des degrés divers de surcroissance de certaines bactéries potentiellement dangereuses peuvent induire une réponse inflammatoire. En particulier, certaines espèces bactériennes ont été identifiées comme prédisposant à l'inflammation, telles que Escherichia coli et Bacteroides fragilis. En revanche, les souches de Lactobacillus et de Bifidobacterium ont produit des effets anti-inflammatoires.

Les bactéries digestives jouent un rôle important non seulement dans la santé intestinale, mais aussi dans la santé métabolique et cardiométabolique systémique, ainsi que dans le système immunitaire et les processus inflammatoires.

Lorsqu'une dysbiose se produit, on observe une augmentation de la perméabilité intestinale, ce qui entraîne une inflammation silencieuse appelée "endotoxémie métabolique", un important déclencheur d'inflammation systémique de faible intensité.

Incorporer des aliments anti-inflammatoires

Il est bon d'inclure plusieurs aliments aux propriétés anti-inflammatoires dans votre menu quotidien. Combinez-les et l'effet est multiplié.

- Les fruits et légumes : en plus d'être une excellente source de vitamines, de minéraux et de fibres, les légumes frais contiennent plus de 25 000 substances phytochimiques qui leur confèrent une partie de leur saveur et de leur couleur, ainsi que des propriétés anti-inflammatoires, cardioprotectrices et neuroprotectrices.
- Les caroténoïdes : ce sont des pigments antioxydants et anti-inflammatoires. Le lycopène est l'un des principaux caroténoïdes du régime méditerranéen et se trouve dans des fruits tels que la pastèque, les abricots, la goyave rose, le pamplemousse et les tomates.

178

D'autres caroténoïdes ont été trouvés : comme la bêta-carotène, l'alpha-carotène, la lutéine, la zéaxanthine, la bêta-cryptoxanthine, l'astaxanthine et le phytoène.

- Le resvératrol : il est présent principalement dans les raisins et les baies, il a des effets antioxydants et anticarcinogènes. Il est idéal pour prévenir ou traiter les maladies neurodégénératives, l'hypercholestérolémie et le vieillissement.
- La quercétine : il s'agit de l'un des principaux flavonoïdes alimentaires qu'on trouve largement dans des boissons, dans les les fruits (pommes, baies), les légumes (oignons) et le thé. Il a des propriétés anti-inflammatoires.
- La silymarine : on la trouve dans l'artichaut et le chardon marie. Ce flavonoïde est connu pour ses propriétés antioxydantes, anti-inflammatoires et hépatoprotectrices.
- L'indole-3-carbinol : ce composé est présent lors de la digestion des composés soufrés des légumes crucifères : choux, brocolis, choux de Bruxelles, choux-fleurs, radis... Il prévient les inflammations, notamment au niveau de l'intestin.
- Le thé et les épices sont utilisés dans le monde entier pour ajouter du goût, de la couleur et une valeur nutritionnelle aux aliments. Ils fournissent des substances phytochimiques

telles que les catéchines du thé vert, la curcumine du curcuma, le gingérol du gingembre, la capsaïcine du poivron rouge qui ont des propriétés anti-inflammatoires. Parmi les autres substances phytochimiques présentant ce potentiel, nous retrouvons l'acide ellagique des clous de girofle, l'acide férulique des graines de fenouil, de moutarde et de sésame, l'apigénine de la coriandre et du persil ou l'acide bétulinique du romarin.

Un cadeau spécial pour toi!

En tant qu'écrivaine, j'ai toujours pensé qu'un livre devait se terminer de la meilleure façon possible.

Donc, pour que ce livre soit le début d'une nouvelle vie pour toi, je voulais t'offrir un E-book pour passer de la théorie à la pratique.

Dans cet E-book, tu trouveras un guide de recettes anti-inflammatoires de 14 jours, avec un plan d'alimentation et une liste de courses pour ces 14 jours.

Tu peux télécharger le livre directement à travers ce lien ou ce code QR.

http://tiny.cc/deborahcohen

Conclusion

L'inflammation aide l'organisme à combattre les maladies et peut vous protéger. Dans la plupart des cas, c'est une partie nécessaire du processus de guérison.

Cependant, certaines personnes souffrent d'une maladie qui empêche le système immunitaire de fonctionner correctement. Ce dysfonctionnement peut entraîner une inflammation de faible intensité, persistante ou récurrente.

L'inflammation chronique se manifeste dans diverses maladies, comme le psoriasis, la polyarthrite rhumatoïde ou l'asthme. Il est prouvé que les choix alimentaires peuvent aider à contrôler les symptômes.

Les régimes anti-inflammatoires privilégient les fruits et légumes, les aliments contenant des acides gras oméga-3, les céréales complètes, les protéines maigres, les graisses saines et les épices. Il s'agit également de limiter la consommation d'aliments transformés, de viande rouge et d'alcool.

Un régime anti-inflammatoire n'est pas un régime spécifique, mais un mode d'alimentation. Le régime méditerranéen et le régime DASH sont des exemples de régimes anti-inflammatoires.

Certains aliments contiennent des ingrédients qui peuvent déclencher ou aggraver une inflammation. Les aliments contenant du sucre ou les aliments transformés peuvent avoir cet effet, tandis que les aliments frais et entiers sont moins susceptibles de l'avoir.

Le régime anti-inflammatoire est axé sur les fruits et légumes frais. De nombreux aliments végétaux contiennent beaucoup d'antioxydants, mais certains aliments peuvent entraîner la formation de radicaux libres. Les aliments qui sont frits à plusieurs reprises dans de l'huile de cuisson chauffée en sont un exemple.

Les antioxydants alimentaires sont des molécules présentes dans les aliments qui contribuent à l'élimination des radicaux libres dans l'organisme. Les radicaux libres sont des sous-produits naturels de certains processus corporels, notamment le métabolisme. Cependant, des facteurs externes tels que le stress et le tabagisme peuvent augmenter les radicaux libres dans l'organisme.

Les radicaux libres peuvent causer des dommages aux cellules. Ces dommages augmentent le risque d'inflammation et peuvent conduire à diverses maladies.

Le corps produit certains antioxydants pour l'aider à se débarrasser de ces toxines, mais les antioxydants alimentaires peuvent également être utiles.

Les régimes anti-inflammatoires privilégient les aliments riches en antioxydants aux aliments qui augmentent la production de radicaux libres.

Les acides gras oméga-3 présents dans le poisson gras peuvent contribuer à réduire les niveaux de protéines inflammatoires dans l'organisme. Les fibres peuvent également avoir cet effet, selon la Fondation pour l'arthrite.

De nombreux régimes populaires adhèrent déjà aux principes anti-inflammatoires.

Par exemple, le régime méditerranéen et le régime DASH comprennent tous deux des fruits et légumes frais, du poisson, des céréales complètes et des graisses saines pour le cœur.

L'inflammation semble jouer un rôle dans les maladies cardiovasculaires, mais la recherche suggère qu'un régime méditerranéen axé sur les aliments végétaux et les huiles saines pourrait réduire les effets de l'inflammation sur le système cardiovasculaire.

Qui pouvez-vous aider ?

Un régime anti-inflammatoire peut servir de thérapie complémentaire pour de nombreuses maladies qui sont exacerbées par une inflammation chronique.

L'inflammation est impliquée dans les affections suivantes :

- Psoriasis
- La polyarthrite rhumatoïde
- Asthme
- Maladie de Crohn
- Colite
- Lupus
- Maladie inflammatoire de l'intestin
- Syndrome métabolique
- La thyroïdite de Hashimoto

Le syndrome métabolique désigne un groupe de troubles qui se manifestent souvent ensemble, notamment le diabète de type 2, l'obésité, l'hypertension et les maladies cardiovasculaires.

Les scientifiques pensent que l'inflammation joue un rôle dans tous ces phénomènes. Par conséquent, un régime anti-inflammatoire peut contribuer à améliorer la santé des personnes atteintes du syndrome métabolique.

Une alimentation riche en antioxydants peut également contribuer à réduire le risque de certains types de cancer.

Rappelons les aliments que vous pouvez manger. N'oubliez pas qu'un régime anti-inflammatoire doit combiner une variété d'aliments qui.. :

- Sont riches en nutriments.
- Fournissent une gamme d'antioxydants.
- Contiennent des graisses saines.

Les aliments qui aident à contrôler l'inflammation sont les suivants :

- Thon, saumon et poissons gras.
- Myrtilles, fruits, fraises, mûres et cerises.
- Des légumes tels que le chou frisé, le brocoli ou les épinards.
- Noix et graines
- Haricots
- Huile d'olive et olives.
- Fibre.

Rappelez-vous que les légumes doivent être crus ou mi-cuits, qu'il est conseillé de consommer des légumineuses comme les lentilles, et des épices comme le curcuma et le gingembre, des probiotiques et des prébiotiques. Vous devriez également boire du thé et intégrer certaines herbes dans votre consommation quotidienne.

Et n'oubliez pas ça :

Aucun aliment ne peut à lui seul améliorer la santé d'une personne. Il est important d'inclure une variété d'ingrédients sains dans votre alimentation.

Les ingrédients frais et simples sont les meilleurs. La transformation peut modifier le contenu nutritionnel des aliments.

Vous devriez également vérifier les étiquettes des aliments préparés. Par exemple, si le cacao est un bon choix, les produits contenant du cacao contiennent souvent aussi du sucre et des graisses.

Des plats colorés vous apporteront une variété d'antioxydants et d'autres nutriments, grâce aux propriétés de certains pigments. Veillez à varier la couleur des fruits et des légumes que vous mangez.

Je vais également vous faire un rappel sur la liste des aliments à éviter. Les personnes qui suivent un régime anti-inflammatoire doivent éviter ou limiter la consommation des produits suivants :

- Les aliments transformés.
- Les aliments contenant du sel ou du sucre ajouté.
- Des huiles malsaines.
- Les glucides transformés que l'on trouve dans le pain blanc, les pâtes blanches et de nombreux produits de boulangerie.
- Les encas transformés tels que les crackers ou les chips.
- La consommation excessive d'alcool
- Les desserts préfabriqués tels que bonbons, glaces ou biscuits.

Il serait également bon que vous ne consommiez pas :

Gluten : certaines personnes ont des réactions inflammatoires lorsqu'elles mangent du gluten. Un régime sans gluten peut être restrictif et ne convient pas à tout le monde. Toutefois, si une personne soupçonne que le gluten est à l'origine de ses symptômes, elle peut envisager de l'éliminer pendant un certain temps pour voir si ses symptômes s'atténuent.

Les morelles : les morelles, comme les tomates, les aubergines, les poivrons et les pommes de terre, semblent déclencher des poussées chez certaines personnes atteintes d'inflammation. Les preuves de cet effet sont limitées, mais une personne peut essayer d'éliminer les morelles de son alimentation pendant 2 à 3 semaines pour voir si ses symptômes s'améliorent.

Glucides : des données suggèrent que les régimes riches en glucides peuvent favoriser l'inflammation chez certaines personnes, même lorsque les glucides sont sains. Cependant, certains aliments riches en glucides, comme les patates douces et les céréales complètes, sont d'excellentes sources d'antioxydants et d'autres nutriments. Il faut donc en adapter la consommation selon vos ressentis.

Un régime végétarien peut-il réduire l'inflammation ?

Un régime végétarien peut être une option pour ceux qui cherchent à réduire l'inflammation. Les auteurs de l'examen de 2019 ont analysé les données de 40 études. Ils ont conclu que les végétariens pouvaient présenter des niveaux plus faibles d'un certain nombre de marqueurs inflammatoires.

Les données de 2017 proviennent de 268 personnes suivant un régime végétalien, ovo-lactovégétarien ou non végétarien. Les résultats suggèrent que la consommation de produits animaux peut augmenter le risque d'inflammation systémique et de résistance à l'insuline.

Début 2014, il a été suggéré que des niveaux d'inflammation plus faibles pourraient être le principal avantage d'un régime végétalien.

Conseils pour un régime anti-inflammatoire

La transition vers un nouveau mode d'alimentation peut être difficile, mais les conseils suivants peuvent vous aider :

- Choisissez parmi une variété de fruits, de légumes et d'encas sains lors de vos achats hebdomadaires.
- Remplacez progressivement les fast-foods par des déjeuners sains faits maison.
- Remplacez les boissons gazeuses et autres boissons sucrées par de l'eau minérale plate ou gazeuse.

D'autres conseils sont donnés :

- Discutez avec un professionnel de la santé des suppléments tels que l'huile de foie de morue ou les multivitamines.

- Intégrez 30 minutes d'exercice modéré dans votre routine quotidienne.
- Adoptez une bonne hygiène de sommeil, car un mauvais sommeil peut augmenter l'inflammation.

Les suppléments peuvent-ils aider à réduire l'inflammation ?

Un régime anti-inflammatoire peut contribuer à réduire l'inflammation et à améliorer les symptômes de certains problèmes de santé courants, comme la polyarthrite rhumatoïde.

Il n'existe pas de régime anti-inflammatoire unique, mais un régime comprenant une grande quantité de fruits et de légumes frais, de céréales complètes et de graisses saines peut aider à contrôler l'inflammation.

Toute personne souffrant d'un problème de santé chronique impliquant une inflammation devrait consulter un professionnel de la santé pour connaître les options diététiques qui lui conviennent le mieux.

As-tu aimé lire ce livre ?

Si tu es arrivé jusqu'ici, je te remercie pour la lecture du livre et j'espère que tout ce que j'ai pu partager avec toi commences à avoir un impact sur ton corps.

Si tu le souhaites tu peux me laisser un commentaire et une note de 5 étoiles. Cela m'aidera à créer de nouveaux contenus pour toi.

Pour laisser un avis sur Amazon, il suffit d'aller sur le lien suivant ou bien de scanner le QR code :

https://www.amazon.fr/dp/B0BF3G83T7

Je te remercie d'avoir pris de ton temps afin d'appuyer et de soutenir mon travail. Ton avis compte vraiment pour moi.

Déborah Cohen

Page des ressources

- Carballo-Casla, A., García-Esquinas, E., Lopez-Garcia, E., Donat-Vargas, C., Banegas, J.R., Rodríguez-Artalejo, F., Ortolá, R. 2022. Le potentiel inflammatoire du régime alimentaire et l'incidence de la douleur : une étude de cohorte chez les personnes âgées. The Journals of Gerontology : Series A, glac103, DOI : 10.1093/gerona/glac103.

- Michels da Silva D, Langer H, Graf T. Inflammatory and molecular pathways in heart failure-ischemia, HFpEF and transthyretin cardiac amyloidosis. Int J Mol Sci. 10 mai 2019 ; 20(9) [Article PMC gratuit] [PubMed].

- Obón-Santacana, M. ; Romaguera, D. ; Gracia-Lavedan, E. ; Molinuevo, A. ; Molina-Montes, E. ; Shivappa, N. ; Hebert, J.R. ; Tardón, A. ; Castaño-Vinyals, G. ; Moratalla, F.; Guinó, E. ; Marcos-Gragera, R. ; Azpiri, M. ; Gil, L. ; Olmedo-Requena, R. ; Lozano-Lorca, M. ; Alguacil, J. ; Fernández-Villa, T. ; Martín, V. ; Molina, A.J.; Ederra, M. ; Moreno-Iribas, C. ; Pérez, B. ; Aragonés, N. ; Castello, A. ; Huerta, J.M. ; Dierssen-Sotos, T. ; Gómez-Acebo, I. ; Molina-Barceló, A. ; Pollán, M. ; Kogevinas, M.Kogevinas, M. ; Moreno, V. ; Amiano, P. Dietary Inflammatory Index, Dietary Non-Enzymatic Antioxidant Capacity, and

192

Colorectal and Breast Cancer Risk (MCC-Spain Study). Nutriments 2019, 11, 1406. https://doi.org/10.3390/nu11061406

- ZEB1 favorise l'inflammation et la progression vers un carcinome dû à l'inflammation par la répression de la glycosylase MPG de réparation de l'ADN dans les cellules épithéliales.

- Shalapour S, Karin M. Immunité, inflammation et cancer : une lutte éternelle entre le bien et le mal. J Clin Invest 2015 ; 125:3347-55. doi:10.1172/JCI80007

- CrossRefPubMedGoogle Scholar American College of Gastroenterology Task Force on Irritable Bowel Syndrome. Brandt L.J., Chey W.D., Foxx-Orenstein A.E., Schiller L.R., Schoenfeld P.S., Spiegel B.M., Talley N.J., Quigley E.M. An evidence-based position statement on the management of irritable bowel syndrome. Am. J. Gastroenterol. 2009 ; 104(Suppl. 1):S1-S35. doi : 10.1038/ajg.2008.122.

- Abigail Marsh, Enid M Eslick, Guy D Eslick Un régime pauvre en FODMAP réduit-il les symptômes associés aux troubles gastro-intestinaux fonctionnels ? Un examen systématique complet et une méta-analyse

- Directive fondée sur des données probantes de la Société allemande de nutrition : apport en glucides et prévention des maladies liées à la

nutrition
https://www.karger.com/Article/FullText/3353
26#

- Bukhamseen, F., Novotny, L. (2014) "
Édulcorants artificiels et substituts de sucre -
quelques propriétés et avantages et risques
potentiels pour la santé ". Research Journal of
Pharmaceutical, Biological and Chemical
Sciences.

- Modi, S.V., Borges, V.J. (2005) 'Artificial
Sweeteners : Boon or Bane ? International
Journal of Diabetes in Developing Countries.

- L'Association canadienne du diabète (2018)
"Sucres et édulcorants". L'Association
canadienne du diabète.

- Mateos A, Perote A. Genes, science and diet :
lessons on human evolution. Madrid : Instituto
Tomás Pascual, Centro Nacional de
Investigación sobre la Evolución Humana ;
201. Disponible à l'adresse
https://mon.uvic.cat/tlc/
files/2012/07/libro_genes_ciencia_dieta.pd

- M. N. Ballesteros-Vásquez, L. S. Valenzuela-
Calvillo, E. Artalejo-Ochoa et A. E. Robles-
Sardin Acides gras trans : analyse de l'effet de
leur consommation sur la santé humaine,
réglementation de leur contenu dans les
aliments et alternatives pour les réduire 0. lomo
1-2012:lomo 3/09 (isciii.es)

- Alejandro Ríos-Hoyo, María J. Cortés, Huguette Ríos-Ontiveros, Eduardo Meaney, Guillermo Ceballos et Gabriela Gutiérrez-Salmeán Obésité, syndrome métabolique et approches thérapeutiques diététiques avec un accent particulier sur les nutraceutiques (polyphénols) : une mini-revue

www.ingramcontent.com/pod-product-compliance
Lightning Source LLC
Chambersburg PA
CBHW060500030426
42337CB00015B/1662